住院医师规范化培训推荐用书
临床技能与临床思维系列丛书

耳鼻咽喉头颈外科学分册

总主编　王　毅　张秀峰

主　编　石大志

副主编　冯　永

U0212446

人民卫生出版社
·北　京·

图书在版编目（CIP）数据

临床技能与临床思维系列丛书.耳鼻咽喉头颈外科学分册/石大志主编. —北京：人民卫生出版社，2021.3

ISBN 978-7-117-31319-3

Ⅰ.①临… Ⅱ.①石… Ⅲ.①临床医学－技术培训－教材②耳鼻咽喉科学－外科学－技术培训－教材③头－外科学－技术培训－教材④颈－外科学－技术培训－教材 Ⅳ.①R4②R762③R65

中国版本图书馆 CIP 数据核字（2021）第 037543 号

| 人卫智网 | www.ipmph.com | 医学教育、学术、考试、健康，购书智慧智能综合服务平台 |
| 人卫官网 | www.pmph.com | 人卫官方资讯发布平台 |

临床技能与临床思维系列丛书

耳鼻咽喉头颈外科学分册

Linchuang Jineng yu Linchuang Siwei Xilie Congshu

Erbi Yanhou Toujing Waikexue Fence

主　　编：石大志

出版发行：人民卫生出版社（中继线 010-59780011）

地　　址：北京市朝阳区潘家园南里 19 号

邮　　编：100021

E - mail：pmph @ pmph.com

购书热线：010-59787592　010-59787584　010-65264830

印　　刷：北京铭成印刷有限公司

经　　销：新华书店

开　　本：710×1000　1/16　印张：13　插页：1

字　　数：240 千字

版　　次：2021 年 3 月第 1 版

印　　次：2021 年 4 月第 1 次印刷

标准书号：ISBN 978-7-117-31319-3

定　　价：52.00 元

编委（按拼音顺序排序）

前　言

　　幅员辽阔、卫生与教育资源不平衡的中国,如何实现"健康梦"是中国政府为之奋斗的目标之一。住院医师规范化培训制度的建立为其提供了人才保障。人才培养的规范化和同质化是这一制度设计的美好愿景。临床技能与临床思维作为衡量人才质量的两个重要维度,怎样使住院医师经过一段时间的规范化培训后,能用缜密而又符合临床实际的思维方式,指导并选择精准的操作完成临床患者的诊治过程,是住院医师规范化培训的终极目标。

　　实现这一目标的前提和基础是规范化,需要规范的不仅是培训的管理过程、培训内容、培训标准,更是学员专业能力,特别是临床技能的规范化。只有实现培训的规范化才有可能实现培养的同质化。

　　有鉴于此,我们组织全国200多名具有丰富临床与教学经验的临床专家编写了"临床技能与临床思维系列丛书",作为住院医师规范化培训教材,旨在提升所有参加住院医师规范化培训的学员的临床岗位胜任能力,将本专业及相关专业的临床医学基础理论与基本知识融会贯通于临床实践的全过程,以期达到培养的同质化。

　　"临床技能与临床思维系列丛书"将相继出版内科学、外科学、儿科学、妇产科学、神经病学、急诊医学、全科医学、耳鼻咽喉头颈外科学等分册。每分册收录本专业常见临床技能操作,从实训临床技能和临床思维角度出发,详尽列出了各临床技能的适应证、禁忌证、标准操作规程、常见并发症及处理,并将操作规程中的重点、难点及细节以疑点导航的形式呈现,数千个临床情景实例与临床思维分析,全面系统地阐述了临床技能操作的适用范围、具体要求以及临床思维要点,并搭配了操作视频,扫描章首二维码即可查看,让学员在阅读中顿悟临床思维真谛的同时,达到规范化、精准化和同质化的培养目的。

　　本系列丛书中部分临床技能操作具有通识性,涉及多个学科,编写时将其分别编入到相应分册中,使学员在本专业分册中即能全面学习,无须查阅其他分册。

　　本系列丛书编者来自全国30多所院校,是我国临床医学教育和临床一线的中青年骨干,具有深厚的教学与临床工作经历,编者们严谨的治学态度、活跃的学术思想和敬业的工作作风为本系列丛书的撰写提供了质量保证。与此同时,本书在撰写过程中得到了湖南省卫生健康委员会和南华大学的大力支持,在此深表谢忱。

　　由于编者水平有限,疏忽遗漏在所难免,恳请广大师生和临床工作者不吝赐教,以便再版时予以修正。

王　毅　张秀峰

目　　录

第三篇　咽喉头颈外科学

第四篇　相关常用技术

第 一 篇

耳 科 学

第 一 章

外耳及鼓膜检查法

Inspection of External Ear and Tympanic Membrane

一、适应证

1. 出现耳痛、耳漏、耳聋、面瘫、耳鸣及眩晕症状者。
2. 健康体检者。
3. 外耳道、鼓膜及鼓室的某些治疗、活检及异物取出。

二、禁忌证

无绝对禁忌证。

三、标准操作规程

见表 1-1。

表 1-1　外耳及鼓膜检查操作规程

准备	医师准备:穿工作服,戴口罩、帽子,洗手
	核对床号、姓名
	告知受检者检查目的,并征得同意
	用物准备:耳鼻咽喉头颈外科诊疗台或检查台、光源、额镜、耵聍钩、卷棉子,耳镜、电耳镜、鼓气耳镜
操作过程	先检查健耳,再检查患耳
	受检者体位[1]:侧坐、受检耳朝检查者、两手置膝上、腰直、头正
	视诊:观察耳郭(又称耳廓)有无畸形,耳周有无红、肿、瘘口、瘢痕、赘生物等
	触诊:检查者触诊两侧乳突区有无压痛,耳周淋巴结是否肿大;有无耳屏压痛或耳廓牵拉时出现疼痛
	嗅诊和听诊:有无分泌物,是否有特殊臭味;有无他觉性耳鸣等
	光源置于受检者一侧后上方约 15cm
	检查者与受检者距离 25~40cm

续表

操作过程	戴额镜前调节双球关节的松紧度,使镜面能灵活转动于任何位置,又不至于松滑坠落为宜
	调整额带圈至适合头围大小,保证额镜不晃动
	将额镜戴于前额,与光源同侧
	对光:额镜反射光的焦点调节到受检者需要检查的部位;瞳孔、镜孔、反射光焦点和检查部位成一条直线,另一眼不闭
	额镜反射光焦点对准外耳道口
	不过度弯腰扭颈而迁就光源
	徒手检查[2],检查时用双手法(图 1-1),操作时用单手法(图 1-2)
	描述外耳道及鼓膜所见[3],针对鼓膜穿孔患者应该检查鼓室内情况[4]
	检查不清时行耳镜[5](图 1-3)、电耳镜及鼓气耳镜检查
	检查时耳镜勿超过软骨部和骨部交界处
	观察有无耳漏[6],记录其性状和气味,做脓液细菌培养及药敏试验,将脓液彻底洗净、拭干,以便窥清鼓膜
	观察鼓膜的色泽、活动度,以及有无穿孔等
	同法检查另侧耳
	整理用物,洗手并记录
	操作结束后向受检者交代检查情况,注意事项及下一步处理

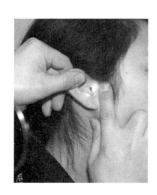　　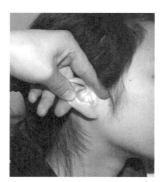　　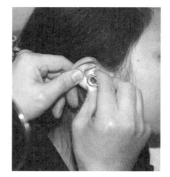

图 1-1　双手检查法　　　　图 1-2　单手检查法　　　　图 1-3　耳镜检查法

疑点导航:

　　1. 小儿体位　其家长正坐在检查椅上,将小儿抱坐于家长一侧大腿上,其受检耳朝向检查者,家长一手固定其头部,另一手环抱固定小儿手臂及胸部。

2. 检查婴幼儿时将耳廓向后下方牵拉,成人向后上方牵拉,使外耳道变直,便于观察。

3. 鼓膜检查顺序为先找到光锥,然后相继观察锤骨柄、短突及前、后皱襞,区分鼓膜的松弛部和紧张部。

4. 若鼓膜有穿孔,应注意穿孔的位置和大小,鼓室黏膜是否充血、水肿,鼓室内有无肉芽、息肉或胆脂瘤等。

5. 耳镜检查法 受检者外耳道狭窄及耳毛浓密适用耳镜检查。电耳镜因其自带光源并有放大功能,利于观察鼓膜的细微病变。必要时利用鼓气耳镜观察鼓膜细微病变,如微小穿孔、粘连、液平面等,并可挤压橡皮球向外耳道加压、减压,观察鼓膜活动度。置入的耳镜不宜超过软骨部,以免压迫骨部引起疼痛。

6. 有耳漏时,判断耳漏液来源部位、性质、量等,推断可能病因:

(1)溢液仅见于外耳道,又有耳道外伤或进水病史者,多为外耳道炎症。

(2)少量黄色或棕褐色油脂样稀薄液体附于外耳道,多为耵聍腺分泌物。

(3)鼓室内引流出淡黄色、透明、稀薄液体,多见于分泌性中耳炎。

(4)黏液样或脓性分泌物多见于急性或慢性化脓性中耳炎或肿瘤伴感染,偶见于第一鳃裂囊肿伴感染;若有恶臭味应考虑胆脂瘤。

(5)水样溢液者,若有耳及颅脑外伤或手术史,应考虑脑脊液耳漏。

(6)血性溢液者,应考虑大疱性鼓膜炎、耳外伤、部分中耳炎、颈静脉球瘤或中耳恶性肿瘤。

四、临床情景实例与临床思维分析

临床情景实例 1 患者,女性,25 岁,左耳痛 2 天就诊。请对患者进行耳的一般检查。

临床思维分析:①正确规范地行耳廓、外耳道及鼓膜检查;②耳痛的常见病因有耳部炎症(如耳廓软骨膜炎、外耳道炎、外耳道疖、耳道异物、急性中耳炎等)、耳部外伤(如耳廓外伤)、耳部肿瘤。耳部的邻近或远离器官的疾病也可放射至耳部导致耳痛,如咽部溃疡、急性扁桃体炎、口咽部肿瘤、三叉神经痛等。

临床情景实例 2

(1)患者,男,46 岁,左耳反复流脓伴听力下降 5 年就诊。请行外耳道及鼓膜检查。

(2)描述检查结果,告知患者诊断及相关处理。

临床思维分析:长时间反复脓性耳漏伴有听力下降考虑慢性化脓性中耳

炎。耳的一般检查可了解外耳道及中耳内脓性分泌物、鼓膜穿孔情况。分泌物应行分泌物的培养及药敏试验。应告知患者行听力学检查及颞骨 CT 检查，防止颅内、外并发症发生。

临床情景实例 3　患者，男性，40 岁，右耳痛、头痛、发热 3 天，右耳流脓 1 天就诊。3 天前下河游泳后，出现右耳疼痛，1 天前出现右耳流脓，有异味，疼痛缓解。既往体健。请行相关检查并告知处理意见。

临床思维分析: 右耳痛、头痛、发热 3 天伴有耳漏，急性感染可能。在检查时要对耳漏的来源及性状及量进行记录。行耳的一般检查后，如外耳道内可见脓性分泌物，则应行分泌物的培养及药敏试验。清理脓液后继续检查鼓膜情况。应行血常规检查，用 3% 过氧化氢清洗外耳道，根据脓液细菌培养及药敏试验结果足量抗生素控制感染。

临床情景实例 4

（1）患儿，3 岁，男孩，耳痛 1 小时。1 小时前患儿在水中嬉闹后挠耳并哭诉右耳痛，请行耳科专科检查。

（2）外耳道及鼓膜检查:耳廓无异常、外耳道皮肤正常，可见黄色异物嵌顿于外耳道内，鼓膜被完全遮挡。家属诉 1 天前右耳中进一粒黄豆，请做相应处理。

临床思维分析: ①患儿耳痛 1 小时应先行耳的一般检查，注意检查时患儿的体位及儿童耳廓牵拉方向（向后下方牵拉）;②植物性异物遇水易出现肿大，难以取出，取出前可先在外耳道内滴无水酒精，使其缩小。圆球形异物应使用钩状器械。

临床情景实例 5

（1）患者，32 岁，男性，被人掌掴后耳痛伴听力下降 2 小时。请行耳的一般检查。

（2）检查发现外耳道内可见血痂，鼓膜可见裂隙状穿孔，周边可见血迹。根据检查结果做出诊断，并告知患者应进行相应处理。

临床思维分析: ①外伤后出现耳痛伴有听力下降应进行耳的一般检查，了解耳廓、外耳道及鼓膜的情况;②外伤性鼓膜穿孔应先清理外耳道内血痂，进行外耳道消毒处理，然后描述鼓膜穿孔部位、大小及形状等，告知患者禁止耳道内进水及滴药;③出现听力下降应常规行音叉试验。

临床情景实例 6　患者，25 岁，男性，耳廓外伤 4 小时。与人打斗后致右侧耳廓撕裂伤 4 小时，神志清楚，颅脑 CT 未见异常，已经在外院行清创缝合，患者诉右侧耳听力下降，请行相关处理。

临床思维分析: 耳廓外伤后检查时要动作轻柔。耳廓软骨如因外伤、感染发生缺损或变形则可造成耳廓畸形，影响外耳的功能和外观，且此种畸形的修复较困难,故对耳廓的外伤处理要给予重视。预防和控制感染,尽可能保留组织以免形成畸形是耳廓外伤的处理原则,包扎不宜太紧。

临床情景实例 7 患者,女性,45 岁,广州人,因右耳奇痒、耳闷胀感 1 个月就诊,请行相关检查及处理。

临床思维分析:温度高、湿度大的地区,外耳道不适、胀痛或奇痒要考虑外耳道真菌病。应作真菌培养或涂片检查。有时需要经过活组织检查才能作出诊断。

临床情景实例 8

(1) 患者,男性,18 岁,突发剧烈头痛呕吐、发热 5 天急诊入院。既往患"右耳慢性化脓性中耳炎"8 年,右耳反复流脓伴听力下降,请行相关检查并初步诊断。

(2) 行颞骨 CT 及颅脑 MRI 检查(图 1-4、图 1-5),请初步诊断并给出处理意见。

临床思维分析:中耳炎患者突然出现头痛、发热、高热,应考虑颅内并发症。应仔细行耳部检查:清理外耳道分泌物,观察其颜色,有无臭味,有无血性分泌物,有无肉芽及胆脂瘤。还应行颞骨和颅脑 CT 检查、颅脑 MRI 检查、眼底检查、脑脊液及血液的实验室检查、脓液细菌培养。

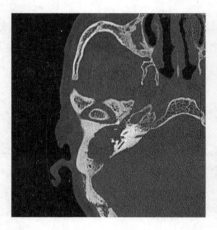 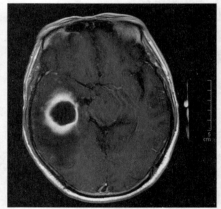

图 1-4　患者颞骨 CT 片　　　　　图 1-5　患者颅脑 MRI 片

临床情景实例 9

(1) 患儿,男性,7 岁,听力下降 6 个月。家长诉患儿近半年来看电视时喜欢将音量调大,坐教室中间座位不能听清讲课。夜间睡眠后打鼾明显,喜俯卧位。患儿要求检查耳部问题,请行体格检查,判断耳部可出现哪项体征。

(2) 患儿出现听力下降、夜间打鼾最有关联的是何种疾病。为诊断该疾病,首选哪项检查？

　　临床思维分析：听力下降应行耳部一般检查。鼓膜可以出现内陷，表现为光锥缩短、变形或消失，锤骨柄向后上移位，锤骨短突明显向外突起。鼓室积液时，鼓膜失去正常光泽，呈淡黄、橙红或琥珀色。鼓膜见到液平面或气泡，积液甚多时，鼓膜向外隆凸，鼓膜活动受限(图1-6，彩图见文末彩插)。根据病史和体征可诊断为分泌性中耳炎。儿童腺样体肥大可导致分泌性中耳炎，可选择间接鼻咽镜检查。如不能合作，也可采用纤维鼻咽镜或鼻内镜检查。

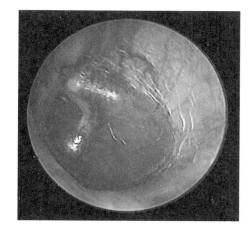

图 1-6　鼓膜图

（冯　永　石大志）

第 二 章

音 叉 试 验
Tuning Fork Test

一、适应证

1. 出现耳聋、耳痛、耳漏、耳鸣及眩晕症状者。
2. 健康体检者。

二、禁忌证

无绝对禁忌证。

三、标准操作规程

见表 2-1。

表 2-1　音叉试验标准操作规程

准备	医师准备:穿工作服,戴口罩、帽子,洗手
	核对床号、姓名
	告知受检者检查目的及由检查带来的不适症状,并征得同意
	用物准备:耳鼻咽喉头颈外科诊疗台或检查台、额镜、光源、音叉一套(C128、C256、C512、C1024、C2048)、鼓气耳镜
操作过程	体位:坐位、两手置膝上、腰直、头正。先检查健耳,再检查患耳
	光源置于受检者一侧后上方约 15cm
	检查者与受检者距离 25~40cm
	戴额镜:戴额镜前调节双球关节的松紧度,调整额带圈至适合头围大小,将额镜戴于前额,与光源同侧
	对光:额镜反射光的焦点调节到受检者需要检查的部位;瞳孔、镜孔、反射光焦点和检查部位成一条直线,另一眼不闭
	徒手法或耳镜检查外耳道及鼓膜,清除耳道内盯聍
	选用 C256 和 C512 音叉[1]
	按顺序检查林纳试验(Rinne test,RT)、韦伯试验(Weber test,WT)、施瓦赫试验(Schwabach test,ST)、盖莱试验(Gelle test,GT)[2]

操作过程	林纳试验	试验方法:手持叉柄,将音叉臂向另一只手的第一掌骨外缘或肘关节处轻轻敲击[3]
		将振动的音叉臂置于受试者外耳道口 1cm 处,两叉臂末端应与外耳道口在同一平面,检查气导(air conduction,AC)听力(图 2-1)
		检查骨导(bone conduction,BC)时,应将叉柄末端的底部压置于颅面上或鼓窦区(图 2-2)
		先测骨导听力,当听不到音叉声时,立即测同侧气导听力,受试耳若能听及,说明气导 > 骨导(AC>BC),为阳性(+)
		若气导不能听及,则应再敲击音叉,先测气导听力,待不再听及时,立即测同侧耳骨导听力,若此时骨导又能听及,证实为骨导 > 气导(BC>AC),为阴性(−)
		若气导与骨导相同(BC=AC),以 "(±)" 表示[4]
	韦伯试验	手持叉柄,将音叉臂向另一只手的第一掌骨外缘或肘关节处轻轻敲击
		将叉柄底部紧压在颅面中线上任何一点(多为前额或头顶正中),也可置于两第一上切牙之间
		让受试者辨认音叉声何侧耳的声音较响,以手指示之
		可用 "→" 表示偏向侧别,用 "=" 表示两侧相等[5]
	施瓦巴赫试验	手持叉柄,将音叉臂向另一只手的第一掌骨外缘或肘关节处轻轻敲击
		先试正常人骨导听力,待其不再听及音叉声时,迅速将音叉移至受试耳鼓窦区测试
		记录受试者能否听到音叉声
		再按同法先测受试耳,不再听及音叉声时,移至正常人
		记录正常人能否听到音叉声
		若受试耳骨导延长,则以 "(+)" 表示,缩短以 "(−)" 表示,两者相似以 "(±)" 表示[6]
	盖莱试验	将鼓气耳镜置于外耳道,使其密闭,用橡皮球向外耳道交替加压和减压。
		手持叉柄,将音叉臂向另一只手的第一掌骨外缘或肘关节处轻轻敲击
		同时将振动的叉柄底放在鼓窦区
		若镫骨活动正常,受检者所听之音叉声在由强变弱的过程中有忽强忽弱的不断波动变化,为阳性(+),无强弱波动感为阴性(−)[7]
	整理用物,洗手并记录	
	操作结束后向受检者交代检查情况[8]	

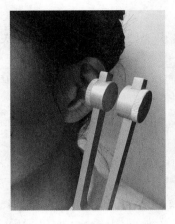
图 2-1　气导检查

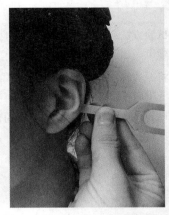
图 2-2　骨导检查

疑点导航：

1. 临床常用 C256 和 C512 音叉，检查骨导最为适宜，因低于此频率的音叉测骨导时可引起振动感，高于此频率者，其振动不易传至颅骨，并且其气导强度较骨导强度高。

2. 音叉试验可初步鉴别耳聋为传导性或感音神经性，但不能准确判断听力损失的程度，无法进行前后比较。

3. 注意敲击音叉时用力要适当，如果用力过猛，可产生泛音而影响检查结果。

4. 林纳试验（+）为正常或感音神经性聋，（-）为传导性聋，（±）为中度传导性聋或混合性聋。

5. 韦伯试验偏向患侧（或耳聋较重侧），表示该患耳为传导性耳聋；偏向健侧（或耳聋较轻侧），表示该患耳为感音神经性聋。

6. 施瓦巴赫试验（+）为传导性聋，（-）为感音神经性聋，（±）为正常。

7. 耳硬化或听骨链固定时，盖莱试验为阴性。

8. 音叉试验结果汇总（表 2-2）：

表 2-2　音叉试验结果汇总

试验方法	正常	传导性耳聋	感音神经性聋
林纳试验（RT）	（+）	（-）（±）	（±）
韦伯试验（WT）	（=）	→患耳	→健耳
施瓦巴赫试验（ST）	（±）	（+）	（-）

四、临床情景实例与临床思维分析

临床情景实例 1

(1) 患者,男性,16 岁,右侧听力下降 1 天就诊。昨日有游泳后挖耳。请对患者进行耳部检查。请完善音叉试验。

(2) 检查发现右侧外耳道充血肿胀,明显狭窄,鼓膜完整,未见明显充血。音叉试验结果为 RT(−),WT→患耳,ST(+),如何向患者告知病情。

临床思维分析:①正确规范地行外耳道及鼓膜检查;音叉试验了解耳聋性质以鉴别。②告知患者根据病史和耳部一般检查考虑为急性弥漫性外耳道炎,音叉试验结果为传导性聋,为外耳道炎症肿胀所致。注意保持外耳道清洁,取外耳道分泌物细菌培养及药物敏感试验,抗生素滴耳液治疗。

临床情景实例 2

(1) 患者,女,38 岁,双耳进行性听力下降 4 年就诊。伴有耳鸣,不伴耳漏、耳闷。请根据临床表现进行相关检查。

(2) 患者外耳道宽大,鼓膜完整,标志清楚。音叉试验结果示双耳:RT(−)骨导延长,ST(+),GT(−),写出初步诊断并告知患者相关病情。

临床思维分析:进行性听力下降 4 年,伴有耳鸣,不伴耳漏、耳闷,应行耳廓、外耳道、鼓膜检查,并行音叉试验初步判断耳聋性质为传导性聋,并出现贝佐尔德(Bezold)三征,即 Rinne 试验强阳性;骨导延长;Gelle 试验阴性,初步诊断耳硬化症,需进一步行纯音听阈测定、声导抗测试、耳声发射检查、听性脑干反应测听及颞部 CT 检查,手术探查后方能明确诊断。可视情况选择药物治疗、佩戴助听器或手术治疗。

临床情景实例 3

(1) 患者,男性,32 岁,左耳听力下降 2 天就诊,伴有眩晕、耳鸣,不伴耳漏。起病前无明显诱因,突然发病,根据临床表现做耳部检查和音叉试验。

(2) 写出该患者可能出现的音叉试验结果(感音神经性聋的结果),并写出初步诊断。

(3) 分析进一步检查项目和处理原则。

临床思维分析:单侧耳听力下降 2 天,不伴耳漏,如检查外耳道、鼓膜正常,行音叉试验初步判断耳聋性质,进一步行纯音听阈测试、声导抗检查,必要时行耳蜗电图、听性脑干反应测听及影像学检查,音叉试验结果提示感音神经性聋,在排除其他原因导致感音神经性聋时则考虑突发性耳聋的诊断。应根据突发性耳聋的类型进行相应的治疗。

临床情景实例 4

(1) 患儿,女性,7 岁,双耳波动性听力下降 4 年,加重 2 天就诊。家长诉患儿练习吹小号后双耳突发听力明显下降,伴有发作性眩晕。请行耳的一般检查及最常用听力检查。

(2) 检查后发现外耳道、鼓膜正常,音叉试验结果 RT(±),ST(−),请作出初步判断及进一步检查。

临床思维分析:患儿,女性,7岁,双耳听力下降4年,加重2天,练习吹小号后双耳突发听力明显下降,伴有发作性眩晕。检查外耳道、鼓膜正常,行音叉试验结果提示感音神经性聋,应考虑有大前庭导水管综合征可能。进一步行纯音听阈测试、声导抗检查、耳蜗电图、听性脑干反应测听、颞骨CT和基因检测,发现前庭水管扩大或内淋巴管、内淋巴囊扩大,诊断即可成立。

临床情景实例5

(1) 患者,男性,46岁,自幼右耳听力极差,反复左耳流脓20年来诊。根据临床表现行耳科检查并写出诊断。

(2) 判断该患者诊治过程中的注意点,并和患者及家属沟通病情。

临床思维分析:①自幼右耳听力极差,可能为突发性耳聋或中、内耳畸形等原因,右侧反复流脓史考虑为慢性化脓性中耳炎;②需要常规行耳部检查耳廓、外耳道、鼓膜外,还需行纯音听阈检测及CT等检查,注意纯音听阈检测应加掩蔽,并行音叉试验验证,如左侧耳有手术适应证,则需要谨慎处理。

临床情景实例6

(1) 患者,男性,17岁,自幼双耳听力下降,无耳漏,无眩晕。可能诊断是什么?

(2) 还需要行哪些检查?

临床思维分析:自幼发生的双耳听力下降,应该行音叉试验及纯音听阈检测判断耳聋性质,并行CT检查,如为传导性耳聋,则考虑中耳畸形可能性大,需行鼓室探查术。如为感音神经性聋,则需要考虑遗传性耳聋或突发性耳聋所致可能,需要追问病史。

(舒易来　邓启华)

第 三 章　瘘 管 试 验
Fistular Test

一、适应证

1. 慢性中耳乳突炎患者主诉眩晕、头晕,平衡障碍者。

2. 慢性中耳乳突炎合并巨大胆脂瘤,手术前、后常规检查,测试有无潜在的迷路骨壁瘘管存在。

3. 中耳乳突手术后或镫骨手术后反复眩晕、头晕者。

4. 头部、耳部外伤后眩晕、头晕、平衡障碍者。

5. 检测迷路瘘管、外淋巴瘘手术修补的效果。

二、禁忌证

1. 慢性化脓性中耳炎避免在急性发作时检查。

2. 耳部及头部外伤后眩晕疑有急性外淋巴瘘,禁行此检查。

三、标准操作规程

见表 3-1。

表 3-1　瘘管试验标准操作规程

准备	医师准备:穿工作服,戴口罩、帽子,洗手
	核对患者信息(姓名、性别、年龄等),完善检查前准备[1]
	取得患者知情同意,并向患者解释试验中可能出现的前庭反应症状,以减轻前庭刺激反应的紧张情绪
	用物准备:耳鼻咽喉头颈外科诊疗台、额镜、窥耳器、膝状镊、鼓气耳镜等
操作过程	基本操作准备:患者坐位,双腿并拢,医师与患者距离 25~40cm,医师佩戴好额镜,对好光源。
	将耳廓向后上方及外侧轻轻牵拉[2],使外耳道变直,并将耳屏向前推压,使外耳道口扩大以利观察
	取出耳道内分泌物[3],观察鼓膜情况[4],外耳道检查也可以使用耳内镜、耳显微镜检查

续表

操作过程	将鼓气耳镜紧贴于患者外耳道口内,不留缝隙
	向外耳道内交替适当加压与减压,询问患者感受及观察患者眼球运动等情况。
	结果判断:有眩晕感伴眼震或眼球偏斜,可伴恶心、呕吐,为瘘管试验阳性;仅感眩晕而无眼震或眼球偏斜为弱阳性,提示有可疑瘘管;无任何反应为阴性
	重复检查:瘘管试验阳性,应间隔一定时间重复检查[5]
	整理用物,安置好患者,分析结果[6]

疑点导航:

1. 检查前48h不宜服用影响前庭功能的药物或食物,检查前患者不宜进行剧烈运动,确保在安静的试验环境。

2. 若为婴幼儿,检查时应向下牵拉耳廓,检查外耳道情况。当耳道狭小或炎症肿胀时,可用耳镜检查。

3. 当外耳道有耵聍、异物阻塞或有分泌物时,应先对外耳道清理后方可检查。

4. 观察鼓膜是否完整。也可以使用耳内镜、耳显微镜检查。

5. 重复试验时间太短可能出现反应衰减(适应)现象。

6. 分析结果应注意以下情况

(1) 正常人外耳道内300mmHg(1mmHg=133.322Pa)压力,不能诱发眼震。若20mmHg压力诱发眼震与前庭症状,提示有迷路瘘管存在。

(2) 鼓膜完整情况下,如膜迷路积液严重者球囊与镫骨足板内侧面相触,或慢性期膜迷路(球囊)与镫骨足板间有粘连,如外淋巴瘘、内耳梅毒疾病等,瘘管试验阳性,则称安纳贝尔征(Hennebert征)阳性。外淋巴瘘时,强声刺激可引起头晕或眩晕,称Tullio现象,常见于迷路瘘管、上半规管裂裂隙综合征。

(3) 当瘘管被肉芽、胆脂瘤等堵塞及死迷路等情况下,瘘管试验阴性,但不排除迷路瘘管。

四、临床情景实例与临床思维分析

临床情景实例1　患者,男性,56岁,反复左耳流脓及听力下降10余年,反复眩晕2年就诊。眩晕为阵发性,屏气或擤鼻时可诱发短暂眩晕。请给患者做相应查体及相关处理,并写出诊断及该病的并发症。

临床思维分析:反复出现耳流脓伴听力下降,考虑慢性化脓性中耳炎,眩晕继发出现,屏气或擤鼻诱发,考虑可能出现了并发症——迷路炎,行耳的一般检查后,可行瘘管试验、颞骨CT及纯音测听。

　　临床情景实例 2　患者,女性,43 岁,头部外伤后出现反复眩晕 3 个月,为阵发性,每次数秒,强声可诱发短暂眩晕。请给患者做相应查体,并写出可能的诊断及该病的并发症。

　　临床思维分析: 患者有头部外伤病史,眩晕继发出现,强声可诱发,考虑可能出现了迷路瘘管。行耳的一般检查后,可行瘘管试验,前庭肌源诱发电位及颞骨 CT 检查。

　　临床情景实例 3　患者,男性,63 岁,因反复左耳流脓及听力下降 40 余年,反复眩晕 3 个月就诊。起初眩晕为阵发性,擤鼻时可诱发,近两天眩晕为持续性,查体可见自发眼震,伴左侧周围性面瘫。请给患者做相应查体,写出诊断及该病的并发症。

　　临床思维分析: 反复出现耳流脓伴听力下降,考虑慢性化脓性中耳炎,眩晕继发出现伴面瘫,考虑可能出现了并发症——迷路炎及耳源性面瘫。行耳的一般检查后及神经系统检查,因患者持续眩晕有自发眼震,故不宜行瘘管试验。

　　临床情景实例 4　患者,女性,42 岁,因耳硬化症行左耳镫骨底板切除 + 人工镫骨植入术,术后反复眩晕 3 个月,眩晕为阵发性,强声可诱发。请给患者做相应查体。

　　临床思维分析: 镫骨手术后患者主诉前庭症状,考虑可能外淋巴瘘,可行瘘管试验,如果发现瘘管试验阳性,则应该进行修正手术。

（汪　芹）

<table>
<tr><td></td><td>第 四 章</td><td>咽鼓管吹张法
Inspection of Eustachian Tube Blowing</td></tr>
</table>

一、适应证

1. 用于初步评估鼓膜完整者咽鼓管是否通畅。
2. 用于咽鼓管通气功能障碍的治疗。

二、禁忌证

1. 急性上呼吸道感染。
2. 鼻出血。
3. 鼻腔、鼻咽部有肿瘤或溃疡者。
4. 鼻腔或鼻咽部有脓痂未清除者。

三、标准操作规程

见表4-1。

表 4-1　咽鼓管吹张法标准操作规程

准备	医师准备:穿工作服,戴口罩、帽子,洗手
	核对患者信息
	取得患者知情同意,并向患者解释操作目的
	用物准备:耳鼻咽喉头颈外科诊疗台、额镜、前鼻镜、间接鼻咽镜、1% 麻黄素液、1% 丁卡因液、听诊管、波氏球、咽鼓管导管等
操作过程	患者坐位,双腿并拢,医师与患者距离 25~40cm,医师佩戴好额镜,对好光源
	鼻前庭检查:用拇指将鼻尖抬起,检查鼻前庭情况;或借助前鼻镜检查,适用于鼻孔狭窄、鼻翼塌陷等患者
	鼻腔检查:用前鼻镜于第一、第二、第三位置检查鼻腔情况
	鼻咽部检查:用间接鼻咽镜检查鼻腔后部及咽鼓管圆枕、咽鼓管咽口、咽隐窝、腺样体等,排除禁忌证
	外耳道及鼓膜检查:检查外耳道是否通畅,鼓膜是否穿孔、萎缩瘢痕等

续表

操作过程		鼻腔、鼻咽部检查也可以使用鼻内镜、纤维鼻咽镜或电子鼻咽镜检查
		擤尽鼻腔内分泌物
		将听诊管一端放入受试耳外耳道口,另一端放置医师外耳道口
	瓦尔萨尔法	患者拇指和示指将自己的两鼻翼捏紧,同时紧闭嘴唇,用力屏气
		医师用听诊管仔细听是否有鼓膜震动声。或采用耳镜检查鼓膜情况[1]
		询问患者感受,有无气体吹入自己耳内的感觉,记录听诊管内听到的鼓膜振动声或耳镜检查见鼓膜的情况
	波利策法[2]	嘱患者口中含水
		医师将波氏球前端的橄榄头塞于患者一侧前鼻孔,以手指压紧另一侧前鼻孔
		告知患者将口含之水吞下,在吞咽的同时,医师迅速挤压球体,将气流压入咽鼓管内[3]
		询问患者感受,有无气体吹入自己耳内的感觉,记录听诊管内听到的鼓膜振动声
	导管吹张法[4]	鼻腔内以1%麻黄素液和1%丁卡因液行黏膜收缩及麻醉
		医师手持导管尾端,前端弯曲部朝下,插入前鼻孔,沿鼻底徐徐插入鼻咽部,进入咽鼓管咽口的方法有3种[5]
		咽鼓管圆枕法或鼻中隔法使导管前端插入咽鼓管咽口内
		医师左手固定导管,右手拿橡皮球,对准导管口末端吹气数次
		注意通过听诊管倾听是否有气流通过咽鼓管的声音
		吹张完毕,将导管前端朝下方旋转,顺势缓缓退出鼻腔
		询问患者感受,有无气体吹入自己耳内的感觉,记录听诊管内听到的鼓膜振动声
		整理用物,记录检查结果[6]
		结果判断[7]

疑点导航:

1. 受试者捏鼻闭口鼓气的同时,电耳镜观察鼓膜,如鼓膜向外侧鼓动,则提示咽鼓管通畅。

2. 波利策法主要适用于小儿,此法对咽口无损伤,无痛苦。

3. 受试者吞咽时软腭上抬,鼻咽腔关闭,咽鼓管开放,此时波氏球内气压可使气体经咽鼓管进入鼓室。

4. 导管吹张法是通过一个插入咽鼓管咽口的咽鼓管导管,直接向咽鼓管

17

内吹气,甚至注药的方法。

5. 导管吹张时有 3 种方法进入咽鼓管咽口。

(1) 咽鼓管圆枕法:最常用,导管达鼻咽后壁时向外转 90°,再将导管缓缓退出少许,使导管前端越过圆枕而滑入咽鼓管咽口处,再将导管向外上方旋转约 45°,使导管插入咽鼓管咽口内。

(2) 鼻中隔法:①同侧法。导管自同侧鼻腔导入,前端达鼻咽后壁后,将导管向对侧旋转 90°,缓慢退出至有阻力感时,示已抵达鼻中隔后缘,将导管向下、向受检侧旋转 180°,其前端即进入咽鼓管咽口。②对侧法。若受检侧鼻腔狭窄而导致导管不易通过时,对侧鼻腔插入导管,抵达鼻咽后壁后,将导管向受检侧旋转 90°,退出至鼻中隔后缘,再向上旋转 45°,同时使前端尽量伸抵受检侧,进入咽鼓管咽口。

(3) 近年来,可在鼻内镜直视下将导管置入咽鼓管咽口,行导管吹张或咽鼓管球囊扩张。

6. 诊断标准。

(1) 瓦尔萨尔法:咽鼓管通畅者听诊管内听到鼓膜振动声或耳镜检查见鼓膜向外鼓动,否则视为咽鼓管不通畅。

(2) 波利策法:咽鼓管通畅者听诊管内听到鼓膜振动声,否则视为咽鼓管不通畅。

(3) 导管吹张法:

1) 咽鼓管通畅:可闻及轻柔的"嘘嘘"吹风样声及鼓膜振动声。

2) 咽鼓管狭窄:则发出断续的"吱吱"声及尖锐的吹风声,无鼓膜振动声,或较轻微的振动声。

3) 咽鼓管完全阻塞或闭锁:或导管未插入咽鼓管咽口,则无声音闻及。

4) 鼓室积液:则闻及水疱声。

5) 鼓膜穿孔:患者有"空气入耳感"。

7. 结果判断。

(1) 听诊管可听到鼓膜振动声并观察到鼓膜运动的情况。

(2) 导管吹张:咽鼓管通畅,可闻及轻柔的"嘘嘘"吹风样声及鼓膜振动声;咽鼓管狭窄,则发出断续的"吱吱"声及尖锐的吹风声,无鼓膜振动声,或较轻微的振动声;咽鼓管完全阻塞或闭锁,或导管未插入咽鼓管咽口,则无声音闻及;鼓室有积液,则闻及水疱声。鼓膜穿孔,患者有"空气入耳感"。

四、常见并发症及处理

瓦尔萨尔法和波利策法基本无损伤及痛苦。导管吹张法可能出现:

1. **鼻出血** 导管插入或退出,动作要轻柔、顺势,尽量避免损伤鼻腔、鼻咽、咽鼓管黏膜。出现出血,停止操作,少量出血可以让患者休息,一般无须特殊处理,出血较多应在鼻内镜下电凝、微波、射频、鼻腔填塞等处理。

2. 鼓膜穿孔 在操作前仔细检查鼓膜情况,操作时吹气用力适当,不可用力过猛,遇鼓膜菲薄、有萎缩性瘢痕时尤为小心。出现鼓膜穿孔后,停止咽鼓管吹张,嘱受试者耳内禁止进水滴药,预防感染。

五、临床情景实例与临床思维分析

临床情景实例 1

(1)患儿,男性,6 岁,其母诉患儿感冒后对声音反应差 1 月余。请检查耳鼻咽喉部情况,并记录检查所见。

(2)查体:双侧鼓膜完整,呈琥珀色,明显内陷。音叉试验:林纳试验双侧阴性,间接鼻咽镜检查可见腺样体肥大,请给患儿行咽鼓管功能检查。

临床思维分析:①听力下降必须要行耳部检查、音叉试验;②患儿鼻咽镜检查可见腺样体肥大,咽鼓管功能检查采用波利策法,此法主要适用于小儿,对咽口无损伤,无痛苦。

临床情景实例 2 患者,男性,27 岁,淋雨后发热、咳嗽伴听力下降 2 天。在耳鼻喉门诊查体:鼻腔大量脓性分泌物,双耳鼓膜完整、充血、内陷,咽部充血。请为其处理,并将相关情况告知患者。

临床思维分析:患者双侧鼓膜完整内陷,与上呼吸道感染相关,忌用咽鼓管吹张,先处理上呼吸道急性感染。

临床情景实例 3

(1)患者,男性,56 岁,反复左耳鸣、听力下降 4 个月,曾在外院诊断为"分泌性中耳炎",用药后症状改善不佳。请为其行耳鼻咽喉查体并记录,阐述还需哪些辅助检查。

(2)已行电子鼻咽镜检查未见新生物,音叉试验:左侧林纳试验阴性,韦伯试验偏向左耳。予患者左鼓膜穿刺抽出 0.1ml 淡黄色液体,请给患者行咽鼓管吹张。

临床思维分析:①听力下降必须要行耳部检查、音叉试验;②口咽部检查、间接鼻咽镜规范操作,分泌性中耳炎可能是鼻咽癌的首发症状,特别是对于慢性分泌性中耳炎患者应注意排除鼻咽癌;③行鼓膜穿刺后行咽鼓管吹张,将残余积液排出。

临床情景实例 4

(1)患者,女性,28 岁,左耳反复流脓伴听力下降 5 年,请为其行耳鼻咽喉查体并记录。

(2)查体:左外耳道通畅,未见脓性分泌物,左耳鼓膜紧张部穿孔。音叉试验:林纳试验左侧阴性,韦伯试验偏向左耳。请给患者行咽鼓管功能检查。

临床思维分析:①听力下降必须要行耳部检查、音叉试验;②患者鼓膜穿孔,咽鼓管功能检查不适合用波利策法和导管吹张法,可以用鼓室滴药法、咽鼓管声测法。

临床情景实例 5 患者,男性,29 岁,左耳闷胀感伴听力下降 6 个月。查体:左外耳道通畅,未见脓性分泌物,左耳鼓膜完整。请为其行耳鼻咽喉查体并记录。

(1) 请给患者行导管吹张法,对咽鼓管功能进行检查。

(2) 患者鼻腔出血,请处理。

临床思维分析:患者左侧闷胀感,导管吹张法检查咽鼓管功能,鼻出血是其并发症。导管插入或退出,动作要轻柔、顺势,尽量避免损伤鼻腔、鼻咽、咽鼓管黏膜。出现出血,停止操作,少量出血可以让患者休息,一般无须特殊处理,出血较多应在鼻内镜下电凝、微波、射频、鼻腔填塞等处理。

临床情景实例 6 患者,男性,49 岁,左耳闷胀感伴听力下降 9 个月,请为其用导管法行咽鼓管功能检查。操作时患者突然左耳疼痛。检查:左侧外耳道可见积血,鼓膜紧张部裂隙状穿孔,穿孔周围可见血迹,请处理。

临床思维分析:患者左侧闷胀感,导管吹张法检查咽鼓管功能,在操作前仔细检查鼓膜情况,操作时吹气用力适当,不可用力过猛,遇鼓膜菲薄、有萎缩性瘢痕时尤为小心。出现鼓膜穿孔后,停止咽鼓管吹张,嘱患者耳内禁止进水滴药,预防感染。

（汪 芹 刘 斌）

第 五 章　外耳道冲洗法
External auditory canal Irrigation

一、适应证

1. 清除已经润化的叮聍。
2. 清除某些外耳道异物。

二、禁忌证

1. 急性外耳道炎、外耳道狭窄者。
2. 有急慢性化脓性中耳炎鼓膜穿孔者。
3. 外耳道内有尖锐异物、易膨胀异物者。
4. 外耳道内有石灰等,遇水起化学反应。

三、标准操作规程

见表 5-1。

表 5-1　外耳道冲洗法标准操作规程

准备	医师准备:穿工作服,戴口罩、帽子,洗手
	核对患者床号、姓名
	告知患者检查目的,并征得同意
	用物准备:耳鼻咽喉头颈外科诊疗台或检查台、光源、额镜、叮聍钩、耳镜、弯盘、外耳道冲洗器、生理盐水[1]、棉签及加热设备
操作过程	体位[2]:侧坐、患耳朝医师、两手置膝上、腰直、头正
	光源置于患者一侧后上方约 15cm
	医师与患者距离 25~40cm
	戴额镜前调节双球关节的松紧度,调整额带圈至适合头围大小,保证额镜不晃动,将额镜带于前额,与光源同侧
	对光:额镜反射光的焦点调节到患者需要检查的部位;瞳孔、镜孔、反射光焦点和检查部位成一直线,另一眼不闭。不过度弯腰扭颈而迁就光源

续表

操作过程	额镜反射光焦点对准外耳道口
	徒手检查[3],检查时用双手法,操作时单手法
	观察外耳道情况[4]
	检查不清时行耳镜检查[5]、电耳镜检查,排除外耳道冲洗禁忌证
	将弯盘放置在患侧耳垂处接冲洗液
	左手单手法向后上提起耳廓
	右手将冲洗针头置于外耳道口,用备好的温生理盐水朝外耳道后上壁冲洗[6]
	反复冲洗,直至异物或盯聍冲出
	检查外耳道是否有异物或盯聍残留、有无损伤
	观察鼓膜的色泽、有无损伤
	整理用物,洗手并记录
	操作结束后向患者交代检查情况

疑点导航:

1. 为了防止冲洗时出现迷路刺激症状,外耳道冲洗生理盐水温度应为37℃左右。

2. **小儿体位**　其家长正坐在检查椅上,将小儿抱坐于家长一侧大腿上,其受检耳朝向医师,家长一手固定其头部,另一手环抱固定小儿手臂及胸部。

3. 检查婴幼儿时将耳廓向后下方牵拉,检查成人时向后上方牵拉,使外耳道变直便于观察。

4. 排除外耳道狭窄和急性外耳道炎、是否为尖锐异物、盯聍是否已经润化。

5. **耳镜检查法**:患者外耳道狭窄及耳毛浓密适用耳镜检查。电耳镜因其自带光源并有放大功能,利于观察鼓膜的细微病变,置入的耳镜不宜超过软骨部,以免压迫骨部引起疼痛。

6. 冲洗方向应为斜向外耳道后上壁,直对鼓膜可引起鼓膜损伤;直对盯聍和异物,可将其推向外耳道深部,不利于取出。冲洗时应询问患者的感受,有无迷路刺激症状。

四、常见并发症及处理

1. **外耳道损伤**　冲洗针头损伤外耳道所致,针头应选用钝头;冲洗时注意针头与注射器套牢,避免在冲洗时松脱损伤外耳道;保持外耳道清洁干燥,预防感染。

2. 鼓膜损伤 由于冲洗方向未能斜向外耳道后上壁,直对鼓膜可引起鼓膜损伤或鼓膜穿孔,或因异物尖锐所致,也可由于冲洗针松脱造成鼓膜损伤。一旦发生,停止操作,保持外耳道清洁干燥,不可进水滴药,预防感染。

3. 眩晕 冲洗液过冷或过热会造成迷路刺激症状。发生后停止操作,静卧休息,观察生命体征,多可自行缓解。

五、临床情景实例与临床思维分析

临床情景实例 1

(1) 患者,男性,15 岁,左耳痛 2 天。患者 2 天前游泳后出现左耳胀,继而出现耳痛,请对患者进行耳的一般检查。

(2) 检查发现左耳外耳道深部耵聍润湿膨化,请行相应处理。

临床思维分析:①正确规范地行耳廓、外耳道及鼓膜检查;②耳痛的原因为耵聍遇水膨化压迫外耳道,外耳道冲洗可将润化的耵聍冲出,减轻疼痛。

临床情景实例 2

(1) 患者,男,46 岁,右侧外耳道内飞入昆虫 1 小时。请行相关处理。

(2) 取异物后检查仍有昆虫部分未能取出,请行最合理的方法继续处理。

临床思维分析:①昆虫异物进入外耳道内首先可采用其趋光性诱其爬出。②若不能成功并引发耳痛、耳鸣,则应在外耳道内滴香油、丁卡因,减少其在外耳道内活动,然后钳夹取出异物。③细小异物更适合行外耳道冲洗法取出。

临床情景实例 3 患者,男性,40 岁,右耳听力下降 3 个月。就诊后检查外耳道发现右侧外耳道内一黑褐色耵聍,质地坚硬,嵌顿在外耳道内,取耵聍时疼痛难忍,请和患者沟通治疗方案。

临床思维分析:根据病史及检查可诊断为右侧外耳道耵聍栓塞,直接取出患者疼痛难忍,取出困难,采用外耳道冲洗法较为合适。冲洗前应先用碳酸氢钠滴耳液滴耳使耵聍膨化,0.5~1 小时滴 1 次,3~4 天待耵聍膨化后再行冲洗。

临床情景实例 4

(1) 患儿,男性,5 岁,发现右侧外耳道异物 3 天。3 天前患儿告知家长其右侧耳道内有纸片异物,家长发现有异物后自行取异物,未能取出,将外耳道损伤出血。就诊时发现右侧外耳道肿胀狭窄,耳道内可见积血,异物不能窥及。请行相关处理。

(2) 处理后见有外耳道肿胀消退,无明显狭窄,纸片异物已经软化,请取出异物。

临床思维分析:①患儿诊断为右侧外耳道异物,自行掏异物时出现外耳道损伤,后继发感染出现外耳道肿胀狭窄,此时应该先控制感染后再取异物。外耳道炎症和狭窄均为外耳道冲洗法的禁忌证。②感染控制后,纸片异物已经软化,难以钳夹取出,行外耳道冲洗法取出异物是较为合适的选择。

临床情景实例 5 患者,32 岁,男性,左耳外耳道内进入泥浆 2 小时。患者不慎摔入池塘内,左耳内进入泥浆,听力下降。患者既往有"慢性化脓性中耳炎"病史,鼓膜边缘性大穿孔,请行外耳道冲洗取出异物。

临床思维分析:该患者有慢性化脓性中耳炎、鼓膜穿孔病史,应为外耳道冲洗法的禁忌证,故不能用此方法取出异物。采用抽吸法取出泥浆异物是恰当的选择。

临床情景实例 6 患者,男性,25 岁,石灰粉进入左外耳道 2 小时。患者在建筑工地上不慎将石灰粉误入左侧外耳道内,致耳闷,听力下降。请行相关处理。

临床思维分析:粉末状异物选择外耳道冲洗较为合适。但应注意一些遇水发生化学反应的异物禁用冲洗法取出异物,本病例中石灰遇水后会出现外耳道强碱腐蚀伤,造成严重的并发症。可采用将石灰粉末吹出或吸引的方式取出。

临床情景实例 7

(1) 患者,男性,39 岁,车祸外伤后致耳鸣 3 天,请行相关检查。

(2) 外耳道检查时发现有小玻璃碎片贴近鼓膜,鼓膜完整。请行进一步处理。

临床思维分析:贴近鼓膜的异物钳夹时易损伤鼓膜,细小异物可行外耳道冲洗法取出。但考虑为尖锐异物时,避免冲洗时损伤鼓膜,应禁行此法。

临床情景实例 8 患者,男性,18 岁,右耳耵聍栓塞 3 个月。患者已行碳酸氢钠滴耳液滴耳 3 天,拟行外耳道冲洗取出耵聍,冲洗时冲洗针松脱,耳部疼痛。检查发现右侧鼓膜一小穿孔,周边可见新鲜血迹,请处理。

临床思维分析:外耳道冲洗后出现鼓膜损伤,常见的原因有冲洗方向未能斜向外耳道后上壁,直对鼓膜可引起鼓膜损伤或鼓膜穿孔、冲洗异物尖锐所致和冲洗针松脱。一旦发生,停止操作,保持外耳道清洁干燥,不可进水或滴药,预防感染,一般多可自行愈合。

临床情景实例 9 患者,男性,68 岁,右耳耵聍栓塞 2 个月。患者已行碳酸氢钠滴耳液滴耳 3 天,拟行外耳道冲洗取出耵聍。冲洗时患者自觉漂浮,不能坐稳,恶心,出汗,面色苍白,请处理。

临床思维分析:该患者冲洗时出现迷路刺激症状,大多由于冲洗液过冷或过热所致,发生后停止操作,静卧休息,观察生命体征,多可自行缓解。

(石大志 陈垲钿)

第 六 章

外耳道异物取出术

Extraction of Foreign Bodies in External Auditory Canal

一、适应证

诊断明确的各类外耳道异物。

二、禁忌证

无绝对禁忌证。

三、标准操作规程

见表 6-1。

表 6-1　外耳道异物取出术标准操作规程

准备	医师准备：穿工作服，戴口罩、帽子，七步法洗手
	核对患者信息：姓名、性别、年龄、床号、住院号等
	取得患者和/或家属知情同意并签名[1]
	用物准备：光源、额镜、耳镜、耵聍钩、卷棉子、膝状镊、电耳镜、鼓气耳镜、1% 丁卡因液、耳内镜、吸引器等
操作过程	简要询问有无外耳道异物进入史[2]及相关病史（外伤史、手术史、心血管疾病、血液病等）
	患者取侧坐位，受检耳朝向医师，两手置膝上，腰直，头正[3]
	医师保持正坐位，与患者距离 25~40cm
	光源置于患者头后上方约 15cm
	调整额镜带和球关节松紧度
	戴好额镜，镜体与光源同侧
	对光，保持双眼单视[4]
	观察耳廓、耳周及乳突[5]

续表

操作过程	检查外耳道[6]
	不同异物使用不同器械和方法取出[7]
	异物取出后,再次检查外耳道及鼓膜[8]
	术后整理用物,洗手并记录
	操作结束后向患者和/或家属交代检查及处理情况[9]

疑点导航:

1. 如外耳道肿胀明显,异物取出困难,而异物又对外耳道刺激较小,可先消肿后再行异物取出,如窃听器、钢球、石子等。如外耳道肿胀为异物导致或加重,原则上应及时将异物取出。

2. 外耳道异物多见于儿童,儿童喜将小物体塞入外耳道内。成年人多由外伤或作业时侵入,或医疗异物遗留,或昆虫钻入。异物种类可分为动物性(如昆虫等)、植物性(如谷粒、豆类等)及非生物性(如铁屑、玻璃球等)3类。

3. 儿童很难配合,可由家长将之抱坐于一侧大腿上,双膝将儿童双腿夹紧,受检耳朝向医师。家长一手固定其头部,另一手绕过小儿手臂固定其上身。

4. 对光前调节光源亮度,额镜反射光聚焦到外耳道口,医师的瞳孔、额镜中央孔、受检部位在同一条直线上;医师不能过分地转头、扭颈、弯腰等来迁就光源。

5. 检查耳廓及周围有无外伤、红肿、湿疹等表现,有无耳廓牵拉痛及耳屏压痛,明确异物是否由外伤引起、有无感染等。

6. 徒手检查时用双手法,操作时用单手法。检查外耳道时,将婴幼儿耳廓向下方牵拉,成人向后、外、上方牵拉,并将耳屏向前推移,使外耳道变直,外耳道口扩大。耳毛较茂盛或外耳道软骨部狭窄、塌陷的患者,选择大小合适的耳镜,既能推开耳毛,又有尽可能大的视野,便于观察,但前端勿超过软骨部和骨部交界处,以免引起疼痛。

详细检查外耳道内是否有异物,为何种异物,有无外耳道充血、肿胀,有无异常分泌物及出血,有无异味。检查不清时行耳镜、电耳镜甚至耳内镜检查。特别注意外耳道底壁与鼓膜下缘交接处,此处比较深陷隐蔽,细小异物难以发现。

7. 不同异物采用不同的器械和方法:①光滑球形异物宜选用细而前端带钩的异物钩,绕至异物后端将之钩出,若异物较软,可刺入异物将其拉出;②动物性异物,可先用无刺激的油类滴入外耳道,使其黏附不动,再行取出;③植物性异物如豆类易遇水膨胀导致取出困难,可滴入无水酒精待异物脱水后取出;

④若异物深入皮下,须全麻下取出,甚至作辅助切口取出;⑤对于深在的非尖锐的异物可试行外耳道冲洗,或视情况采用外耳道抽吸法取出异物;⑥对于一些儿童欠配合,异物取出困难,需在全麻下取出。

8. 如有外耳道感染,局部应使用抗感染药物。如有外耳道或鼓膜损伤,须保持外耳道干净清洁,合并感染时全身应用抗生素治疗。

9. 操作结束后向患者和／或家属告知外耳道及鼓膜情况,并告知其注意事项。

四、常见并发症及处理

1. **鼓膜穿孔**　如视野不清或患者不配合、医生动作粗暴,耵聍钩可穿破鼓膜,导致出血、疼痛、耳鸣、听力下降等;发生鼓膜穿孔后,需保持外耳道清洁干燥,必要时全身应用抗生素,一般可自行愈合;如持续不愈,可行鼓膜修补。

2. **出血**　若外耳道狭窄或异物较大、尖锐,常可损伤外耳道皮肤,导致出血。一般出血量不大,保持外耳道清洁干燥即可,无须特殊处理。如出血较多,可用碘仿纱条压迫止血,次日取出。

3. **感染**　异物或操作损伤外耳道皮肤后,细菌由伤口侵入,导致外耳道疖、外耳道炎。感染发生后应常规应用抗生素治疗,如脓肿形成,需行切开引流,注意切口与外耳道纵轴平行,防止外耳道狭窄。

五、临床情景实例与临床思维分析

临床情景实例 1

（1）患儿,男性,3 岁,塑料子弹塞入右耳内 3 小时,请予以处理。

（2）检查右耳发现一绿色球形塑料异物嵌顿(图 6-1),患儿哭闹不配合,请继续处理。

临床思维分析:①外耳道略呈"S"形弯曲,有两处狭窄,一是骨部与软骨部交界处,另一为骨部距鼓膜约 0.5cm 处,异物易在此两处嵌顿;②对于患儿,安抚并固定好后,检查时耳廓需要向后下方牵拉,用细小异物钩推开外耳道的皮肤,形成异物与外耳道之间的细微缝隙,绕过异物后端后快速钩出。

临床情景实例 2

（1）患者,女性,32 岁,昆虫钻入左

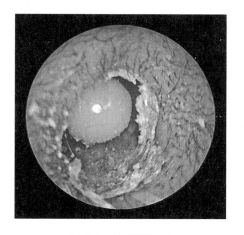

图 6-1　外耳道异物

耳导致疼痛 4 小时,请予以处理。

(2) 患者极端惊恐,检查发现左外耳道内一蟑螂嵌顿于外耳道软骨部与骨部交界处,请继续处理。

(3) 直接用膝状镊取出,见外耳道稍充血,鼓膜完整,标志清,无穿孔。

临床思维分析:①活的动物性异物可在外耳道内钻动、爬行,引起剧烈耳痛及耳鸣;②对于活的动物性异物,若在外耳道外侧可直接取出,若取出困难可用香油或 2% 丁卡因滴入耳内将之淹毙或麻醉后取出;③取出后再次检查外耳道,了解有无异物残留、有无外耳道损伤及鼓膜穿孔。

临床情景实例 3

(1) 患者,男性,42 岁,飞虫飞入左耳内 3 小时,现仍有昆虫的扑翅声及耳鸣,请予以处理。

(2) 检查发现外耳道深部有一活的小昆虫,鼓膜无穿孔,请继续处理。

临床思维分析:①对于外耳道活的小昆虫,可以利用昆虫的趋光性,让其自行飞出;②如不奏效,可在外耳道内滴 2% 丁卡因或无刺激性的油类使其黏附不动后取出;③若无鼓膜穿孔,也可用生理盐水行外耳道冲洗将之冲出。

临床情景实例 4

(1) 患者,女性,35 岁,昆虫钻入左耳内 6 小时,伴左耳剧烈疼痛、耳鸣、听力下降,请处理。

(2) 检查发现左外耳道深部见一黑色甲虫,腿部仍在活动。请处理。

(3) 用 2% 丁卡因麻醉后将甲虫分次取净,见鼓膜紧张部圆形穿孔,边缘附新鲜血迹,请继续处理。

临床思维分析:①对于体积较大、位置较深的昆虫,可在外耳道内滴入 2% 丁卡因麻醉后分次钩出;②异物取出后,若有外耳道破损、感染或鼓膜穿孔,需将详细情况告知患者及家属,嘱其保持外耳道清洁干净,并全身使用抗生素。

临床情景实例 5

(1) 患者,男性,36 岁,左外耳道塞入窃听器 6 小时。经多次钩取失败,现患者疼痛剧烈,请处理。

(2) 检查发现左外耳道肿胀明显,其内结构无法窥及,考虑异物存留于外耳道底壁与鼓膜下缘交接凹陷处。

临床思维分析:①外耳道骨部距鼓膜约 0.5cm 处,为外耳道最狭窄处,称为外耳道峡,异物容易在此处嵌顿,若异物通过此处,隐藏在外耳道底壁与鼓膜下缘交接凹陷处,则不易发现及取出;②对外耳道刺激较小的异物,如金属类,可待肿胀消退后再取出;③对于难以取出的异物,应全麻下取出。

临床情景实例 6

(1) 患儿,男性,6 岁,左外耳道塞入黄豆 2 天,游泳后出现左耳胀痛、闭塞感,听力下降,请检查。

(2) 检查发现左外耳道内一黄豆嵌顿于软骨部与骨部交界内侧,已吸水膨胀,请处理。

临床思维分析:①植物性异物吸水后膨胀,难以取出,可先在外耳道内滴无水酒精,使其缩小后取出,易碎的异物,也可次取出;②若患儿不配合,可于全麻下异物取出。

临床情景实例 7

(1) 患儿,女性,5 岁,牙签刺入右外耳道半小时,现仍有少许出血,请处理。

(2) 检查发现右外耳道内血痂堵塞,少许活动性出血,清除血痂后,见一牙签断端。取出后,见外耳道中段皮肤破损出血,请继续处理。

临床思维分析:①异物损伤外耳道导致活动性出血,可用碘仿纱条填塞止血,次日取出;②如有尖锐异物,可用耵聍钩轻轻移动异物,待尖端离开皮肤再取出;③如异物嵌入皮下甚至骨质中,可在全麻下做辅助切口后去除;④异物导致外耳道破损或感染应全身应用抗生素;⑤伤口较深或污染严重者,需肌内注射破伤风抗毒素(需皮试)或破伤风免疫球蛋白。

临床情景实例 8

(1) 患者,女性,35 岁,右耳乳突术后 1 个月流脓,异味 1 周,请检查。

(2) 检查可见右外耳道内多量脓性分泌物,清除后见纱条存留,请处理。

临床思维分析:①处理外耳、中耳疾病时应记录填塞物的数量,以防遗留;②外耳、中耳术后应定期复查,清理痂皮及异常分泌物,观察愈合情况并可防止异物存留;③取出异物后,应全身及局部使用抗生素。

(黄远见　艾文彬)

第 七 章

鼓膜穿刺术、置管术

Auripuncture，Myringotomy with Grommet Insertion

第一节　鼓膜穿刺术

Auripuncture

一、适应证

1. 分泌性中耳炎，鼓室内积液诊断和治疗。
2. 梅尼埃病，鼓室内注射庆大霉素治疗。
3. 突发性耳聋，鼓室内注射糖皮质激素。

二、禁忌证

颈静脉球高位。

三、标准操作规程

见表 7-1。

表 7-1　鼓膜穿刺术标准操作规程

准备	医师准备：穿工作服，戴口罩、帽子，洗手、戴手套
	核对患者信息
	取得患者知情同意并签字[1]
	用物准备：手套、络合碘、75% 酒精、2% 丁卡因液棉片或 Bonain 液[2]、额镜、光源、7 号针头及注射器
操作过程	体位：患者侧坐，患耳朝向术者
	光源置于患者一侧后上方约 15cm
	医师与患者距离 25~40cm
	戴额镜：戴额镜前调节双球关节的松紧度，调整额带圈至适合头围大小，将额镜戴于前额，与光源同侧

续表

操作过程	对光:额镜反射光的焦点调节到患者需要检查的部位;瞳孔、镜孔、反射光焦点和检查部位成一直线,另一眼不闭
	徒手法或耳镜检查外耳道及鼓膜
	消毒:清除外耳道内耵聍,耳廓及耳周用络合碘消毒,用 75% 酒精消毒外耳道 [3]
	麻醉:2% 丁卡因液或 Bonain 液以卷棉子或小棉片浸湿鼓膜麻醉
	以针尖斜面较小的 7 号针头,从鼓膜前下方或正下方刺入鼓室 [4],固定针头进行抽吸或注射 [5]
	以卷棉子将外耳道内的液体擦拭,消毒棉球塞于外耳道口
	告知患者及家属穿刺情况 [6],穿刺治疗无效者需要行鼓膜切开术 [7]

疑点导航:

1. 急性分泌性中耳炎鼓室内积液,急性期不必穿刺,正确治疗后可经咽鼓管引流或吸收,仍不能吸收或引流者,可行鼓膜穿刺术。

2. Bonain 液由等量的苯酚、可卡因结晶和薄荷脑晶体混合而成。

3. 术中必须遵循无菌操作原则,以免引起感染。

4. 穿刺针头方向与鼓膜垂直,不能向后上方倾斜,以免损伤听骨,或刺入蜗窗、前庭窗。

5. 刺入鼓室后,要固定好针头位置,以免刺入过深,或针头顺势脱出鼓室,而误判为鼓室无积液。根据鼓室内积液或注药的需要行抽吸或注射。记录抽出液体性状和量,必要时送实验室检查。

6. 穿刺后保持外耳道清洁,预防感染。鼻腔内用减充血剂。

7. 鼓膜切开术。急性化脓性中耳炎提示有鼓室内积脓,尚未穿破鼓膜者;急性化脓性中耳炎伴鼓膜穿孔,但穿孔很小,引流不畅,发热和局部疼痛等症状不缓解或者急性卡他性中耳炎者;分泌性中耳炎经鼓膜穿刺术因太黏稠不能抽吸尽者或反复穿刺无效者可考虑行鼓膜切开。

鼓膜切开可在鼓膜表面麻醉或全身麻醉(简称"全麻")下进行,通常采用卧位。75% 酒精消毒外耳道及鼓膜。在耳镜及耳内镜下显露鼓膜,鼓膜切开刀在鼓膜后下象限向前下象限或从前下象限向后下象限距鼓膜缘 2mm 做弧形切口,也可在前下象限或后下象限做放射状切口,注意只切开鼓膜,避免损伤鼓室内黏膜及听小骨。其内分泌物送细菌培养及药物敏感试验,吸尽并充分引流。

四、并发症

1. **感染**　外耳道及鼓膜消毒及无菌操作预防感染,出现中耳感染需抗感染治疗。

2. 损伤颈静脉球　颈静脉球高位,损伤后可引发出血,应立即行外耳道填塞,压迫止血。

第二节　鼓膜置管术

Myringotomy with Grommet Insertion

一、适应证

1. 病程持续 3 个月以上,鼓膜穿刺或药物等治疗无效者。
2. 中耳积液黏稠或胶耳。
3. 伴有高危因素(腭裂,永久性听力下降,言语发育迟缓或障碍,自闭症,与遗传有关的综合征、颅面发育异常等引起的认知和言语表达障碍等)的患儿宜尽早手术。
4. 观察期间较好耳的听力水平为 40dB 或更差。

二、禁忌证

1. 急性分泌性中耳炎。
2. 颈静脉球高位者需谨慎。
3. 严重的心脏病和血液病者。

三、标准操作规程

见表 7-2。

表 7-2　鼓膜置管术操作规程

准备	医师准备:穿工作服,戴口罩、帽子,洗手,戴手套
	核对患者信息
	再次核对血常规、凝血功能、肝肾功能、心电图、胸片等检查结果[1]
	取得患者知情同意并签字
	用物准备:络合碘、75% 酒精、2% 丁卡因、额镜、光源、鼓膜切开刀、吸引器、消毒手套、棉片、中耳钳或置管器、通气管、0.1% 肾上腺素液、0.9% 氯化钠溶液、地塞米松液、显微镜或耳内镜等。
操作过程	体位:局麻患者侧坐,患耳朝向术者。全麻患者仰卧位,患耳朝上。
	体格检查:在手术显微或耳内镜下检查外耳道及鼓膜情况(鼓膜颜色、形状及其标志)

续表

操作过程	消毒：局麻患者同鼓膜穿刺术，全麻患者尚需铺巾 [2]
	用鼓膜切开刀在鼓膜的前下方或后下方做放射状或弧形切口 [3]
	吸净鼓室内积液，必要时以生理盐水或地塞米松冲洗 [4]
	以中耳钳或置管器将通气管送入切口内，尾端留置于鼓膜外，使通气管嵌于鼓膜切口上（图7-1，彩图见文末彩插）
	检查通气管位置是否正确，必要时可用尖针做适当调整
	以消毒棉球塞于外耳道口
	告知患者或家属手术情况及注意事项 [5]

疑点导航：

1. 患者全麻需行肝肾功能、心电图、胸片等常规检查。

2. 注意无菌操作，以免引起感染。

3. 鼓膜切口大小应适中，过小则通气管不能插入，过大则通气管易于脱落。鼓膜切口不宜接近脐部或鼓环，否则会造成通气管安放困难，或造成出血多，影响操作或引起堵管，如出血多，可用肾上腺素棉片止血。

4. 如鼓室内积液较黏稠，难以吸出，可用生理盐水或地塞米松冲洗。

5. 戴管期间禁止污水进入鼓室。

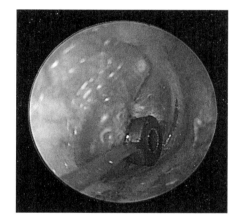

图 7-1 鼓膜置管

四、常见并发症及处理

1. **鼓室硬化** 鼓室探查为主要治疗措施，手术目的是清除影响听力的硬化组织，恢复或重建传音结构，以增进听力。

2. **永久性鼓膜穿孔** 鼓膜修补术。

3. **感染** 引起慢性化脓性中耳炎。

4. **继发性胆脂瘤** 为鼓膜表面鳞状上皮沿切口边缘向鼓室内生长而成，较罕见。

5. **感音神经性聋**

五、临床情景实例与临床思维分析

临床情景实例 1

（1）患儿，男性，4 岁，听力下降半个月就诊，在背后叫喊患儿时反应较以前迟钝，夜间睡眠时打鼾。该患儿最可能是何种疾病？如何明确诊断？

（2）患儿诊断分泌性中耳炎，进行抗感染、糖皮质激素及改善咽鼓管功能治疗 3 个月，患儿仍诉听力不佳，下一步如何治疗？

临床思维分析：根据病史、症状和体征，考虑分泌性中耳炎的诊断，儿童腺样体肥大可导致分泌性中耳炎，需要行鼓室导抗图、听力检查如听性脑干反应（auditory brainstem response，ABR）、听觉多频稳态诱发电位（audiory steady-state response，ASSR）等，行鼻咽侧位片、纤维鼻咽镜或鼻内镜检查。对于 4 岁小儿，经正确的非手术治疗 3 个月仍无效果后，应选择鼓膜置管术。

临床情景实例 2

（1）患儿，女性，4 岁，双耳听力下降 5 个月，反复药物治疗无效，鼓室导抗图为"B"型。需要做哪些检查？

（2）应进行什么处理？

临床思维分析：根据患儿病史及检查初步诊断为分泌性中耳炎，经保守治疗 3 个月无效者，考虑行鼓膜切开、置管术，术前应检查鼻腔、鼻窦、鼻咽及口咽部检查。是否合并儿童性鼻 - 鼻窦炎、腺样体肥大、扁桃体肥大等。

临床情景实例 3 患儿，男性，5 岁，听力下降 2 个月，药物治疗无明显好转。患儿有自闭症，有过敏性鼻炎史。作为接诊医生，该如何诊疗？

临床思维分析：考查分泌性中耳炎鼓膜置管术适应证。患有自闭症的分泌性中耳炎患者应尽早行鼓膜置管术。

临床情景实例 4

（1）患者，女性，49 岁，鼻咽癌放、化疗后耳闷、听力下降 1 个月来诊。外院药物治疗无明显好转。需要做哪些检查？

（2）进一步处理原则是什么？

临床思维分析：鼻咽癌放、化疗后引起分泌性中耳炎，药物保守治疗无效，需要检查鼻咽部，进行鼓膜穿刺术，必要时行鼓膜置管术。

临床情景实例 5

（1）患者，男性，55 岁，一侧耳闷、听力下降 3 天来诊。1 周前有上呼吸道感染病史。请进行相关耳鼻咽喉头颈外科检查。

（2）处理原则是什么？

临床思维分析：行外耳道及鼓膜的一般检查，成年人单侧出现耳闷应该检查鼻咽部，排除鼻咽部新生物如鼻咽癌；如为分泌性中耳炎，病程短，应先行抗感染、糖皮质激素、咽鼓管吹张、黏液促排剂及减充血剂治疗。治疗无效者可视情况选择鼓膜穿刺术、鼓膜切开术或鼓膜置管术。

临床情景实例 6

（1）患者，男性，25 岁，头颅外伤致右侧耳鸣 10 天。10 天前因车祸外伤撞击头部，受伤后患者无昏迷，头痛，无恶心、呕吐。右侧听力下降，耳鸣及耳闷胀感，耳道内无分泌物流出，请行耳部相关检查。

（2）检查发现外耳道干燥清洁，鼓膜完整，向外侧膨隆，标准不清。颞骨CT 提示骨折，请进一步明确诊断。

（3）证实为脑脊液耳漏，治疗原则有哪些？

临床思维分析：①行外耳道及鼓膜的一般检查，需要行纯音听阈测定、声导抗、听力检查如 ABR、ASSR 等，行鼻咽侧位片、纤维鼻咽镜或鼻内镜检查及颞骨 CT 检查。②颞骨骨折同时伴有鼓室积液要考虑脑脊液耳漏可能，鼓膜完整时电子鼻咽镜或鼻内镜检查时可以发现经咽鼓管流出形成的"鼻漏"，收集并送检行脑脊液定量试验，糖含量 >1.7mmol/L 时可以确诊为脑脊液耳漏，可避免鼓膜穿刺明确诊断。③外伤所致的脑脊液耳漏可先行保守治疗，予以抬高体位、预防颅内感染、必要时药物降低颅压等治疗。一般能自愈，如 2~4 周仍有耳漏者需要手术探查并修补漏口。

临床情景实例 7　患者，女性，45 岁，左侧耳鸣 2 年。2 年前诊断"左耳分泌性中耳炎"，行鼓膜置管术，术后 1 年拔出鼓膜通气管。1 个月前复查见鼓膜前下象限一圆形穿孔，鼓室内黏膜未见异常，该如何处理？

临床思维分析：患者行鼓膜置管术，出现永久性鼓膜穿孔的术后并发症，随诊观察穿孔不能愈合可考虑行鼓膜修补术。

临床情景实例 8

（1）患者，男性，47 岁，右侧耳反复闷胀感 5 年，既往有"慢性鼻窦炎伴鼻息肉"病史，已行手术治疗。检查右耳鼓膜完整，呈琥珀色，锤骨柄突向上移位，光锥消失，鼓膜下方隐约可见发丝样液面。纯音测听为传导性聋，鼓室导抗图为"B"型。如何进一步治疗？

（2）分泌物黏稠，无法抽吸尽液体时该如何处理？

临床思维分析：根据患者的病史、耳部检查及听力测试，诊断为"慢性分泌性中耳炎"，行鼓膜穿刺术抽吸鼓室积液治疗。如果出现液体较稠，鼓膜穿刺不能吸尽者，或者反复穿刺抽吸后又迅速生成时宜行鼓膜置管术。

（舒易来）

第二篇

鼻 科 学

第 八 章

外鼻、鼻腔及鼻窦一般检查法

Inspection of External Nose, Nasal Cavity and Nasal Sinus

一、适应证

1. 出现鼻塞、鼻漏、鼻出血、嗅觉下降、头痛、溢泪及复视等症状需要行外鼻、鼻腔及鼻窦检查。

2. 健康体检者。

3. 鼻腔鼻窦某些治疗、活检及异物取出前。

二、禁忌证

无绝对禁忌证。

三、标准操作规程

见表8-1。

表 8-1　外鼻、鼻腔及鼻窦一般检查操作规程

准备	医师准备:穿工作服,戴口罩、帽子,洗手
	核对受检者信息
	取得受检者知情同意
	用物准备:耳鼻咽喉头颈外科诊疗台、光源、额镜、前鼻镜、间接鼻咽镜、压舌板、酒精灯、1% 丁卡因、1% 麻黄素液等
操作过程	体位[1]:受检者坐位,双腿并拢,检查者与受检者距离 25~40cm
	观察鼻外形无畸形、酒渣鼻、鞍鼻、蛙状鼻、观察眼球运动有无障碍;牙龈、硬腭有无溃烂;软腭抬举有无障碍、各鼻窦区皮肤无异常
	触摸外鼻有无压痛,鼻骨有无中断
	检查各鼻窦区有无压痛
	光源置于受检者耳后上方约 15cm

续表

操作过程	戴额镜前调节双球关节的松紧度,使镜面能灵活转动于任何位置,又不至于松滑坠落为宜
	调整额带圈至适合头围大小,保证额镜不晃动
	将额镜戴于前额,与光源同侧
	对光[2]:检查者的瞳孔、额镜中央孔、反射光焦点和受检部位在同一条直线上;双眼单视
	额镜反射光的焦点调节到受检者需要检查的部位
	鼻前庭检查:用拇指将鼻尖抬起,检查皮肤有无红肿、糜烂、溃疡、皲裂、结痂、肿块和鼻毛脱落
	前鼻镜使用:先将鼻镜的两叶合拢伸入鼻前庭,鼻镜不能超过鼻阈[3]
	第一位置:头稍低,观察鼻腔底部、下鼻甲、下鼻道及鼻中隔前下部
	第二位置:头后仰30°,检查鼻中隔中段、中鼻甲、中鼻道和嗅裂一部分
	第三位置:头后仰60°,检查鼻中隔上部、中鼻甲前端、鼻丘、嗅裂与中鼻道前部
	观察鼻道中分泌物[4],注意来源的位置、颜色、性质[5]、量、引流方向,判断鼻窦炎
	观察鼻甲黏膜有无肿胀、息肉样变,注意各鼻道中有无息肉或新生物
	退镜时两叶轻轻张开,抬起鼻翼[6]
	同法检查另侧鼻腔
	后鼻孔检查:体位相同,对光焦点在咽后壁
	将间接鼻咽镜面在酒精灯上加热,在检查者手背上试温,温而不烫
	嘱被检查者平静用鼻呼吸
	左手持压舌板将舌前2/3压下,右手持镜(镜面朝上)从左侧口角送至软腭与咽后壁之间
	调整镜面呈45°倾斜,转动镜面,观察软腭背面、鼻中隔后缘、后鼻孔及各个鼻甲及鼻道的后端有无充血、粗糙、出血、溃疡、隆起及新生物[7]
	体位引流[8]:1%麻黄素收缩鼻黏膜,使各窦口通畅,嘱受检者固定于所要求的位置15min
	整理用物,洗手并记录
	操作结束后向受检者交代检查情况

疑点导航:

1. 检查不合作的儿童可由家属及护士将之搂抱在怀中坐好,一手绕过儿童的胸前,一手按住额部,双膝将受检儿童双腿夹住。

2. 对光前注意调节光源亮度,不能过分地转头、扭颈、弯腰等姿势迁就光源。

3. 鼻镜不宜进入过深,不能超过鼻阈,以免引起疼痛或损伤鼻中隔黏膜而引起出血。

4. 鼻腔分泌物较多,可嘱检查者擤出或用吸引器吸出,并留标本送检。若下鼻甲黏膜肿胀妨碍观察,可先将1%麻黄素生理盐水棉片置于下鼻甲与鼻中隔之间,3min后取出。或用1%麻黄素生理盐水鼻内喷雾1~2次,待黏膜收缩后再行检查。

5. 疑似脑脊液鼻漏时应观察是否凝固,并行脑脊液葡萄糖定量试验,>1.7mmol/L可诊断为脑脊液鼻漏。

6. 取出鼻镜时不可完全将双叶闭紧,以免夹持鼻毛引起疼痛。

7. 后鼻镜所成图像与实体位置左右相反。

8. 鼻窦体位引流。怀疑有鼻窦炎存在、前鼻镜检查未发现中鼻道有异常分泌物时,通过体位引流判断是否有鼻窦炎,根据分泌物的来源,借以确定患病的鼻窦。具体操作的方法有两种:

(1) 当怀疑为额窦炎时保持头直立位;怀疑为上颌窦炎时,侧卧低头位,患侧居上;怀疑为前组筛窦炎时,头位稍向后倾;怀疑为后组筛窦炎时,头位稍向前倾;怀疑为蝶窦炎时低头位,亦可取坐位,下肢自然分开,屈身,头垂抵膝保持体位15min。

(2) 低头位引流:两腿分开,上身下俯,头垂抵膝保持体位15min。

四、临床情景实例与临床思维分析

临床情景实例 1

(1) 患者,男性,42岁,鼻外伤致鼻漏1天。1天前在采石场工作时,石块击伤颜面部,当时有鼻出血,现已停止,之后一直有鼻涕流出,请为其行相关检查。

(2) 行前鼻镜检查鼻腔后,在患者鼻腔内发现一石子异物,取出异物后见清水样鼻涕流出,葡萄糖定量试验是2.0mmol/L,请继续处理。

临床思维分析:①鼻外伤出现鼻漏行外鼻鼻腔及鼻窦的一般检查,正确使用前鼻镜;②根据检查可诊断鼻腔异物;③取鼻腔异物有异物后坠及鼻腔出血等风险,不同的鼻腔异物采用不同的方法(见第十三章);④根据检查可诊断脑脊液鼻漏。2~4周内可保守治疗,保守治疗无效时手术治疗。

临床情景实例 2

(1) 患者,男性,52岁,广州市人,回缩性涕中带血5个月,鼻塞2个月就诊。5个月前开始出现回缩性涕中带血,2个月前出现右侧鼻塞,患者未重视,近2天来患者视物重影,家属看出左眼较右眼前突,来耳鼻咽喉头颈外科就诊,请行相关处理并写出初步诊断及依据。

（2）前鼻镜检查未见明显异常。后鼻镜检查发现左侧咽隐窝一大拇指大小菜花状新生物，表面可见糜烂。请向患者进行告知。

临床思维分析：①鼻出血及鼻塞症状应先行鼻腔鼻窦检查，正确使用前鼻镜及后鼻镜检查鼻腔及鼻咽的情况；②发现鼻咽部肿物可疑鼻咽癌时，要进行EB病毒血清学检测、脑神经检查、颈部检查、影像学检查及鼻咽部活检，以明确诊断。

临床情景实例 3

（1）患儿，男性，4 岁，2 天前误将纽扣电池放入鼻腔内，请检查及处理。

（2）取出异物后请行相关处理，并出现鼻出血，请继续处理。

临床思维分析：检查时小儿体位，电池误置入鼻腔后易出现鼻腔黏膜化学烧伤，可出现鼻腔黏膜糜烂、出血、鼻中隔穿孔等并发症。应立即取出异物，并行止血及预防并发症等处理。

临床情景实例 4

（1）患者，男性，42 岁，反复鼻塞、流脓涕并嗅觉下降 3 年，请为其行前鼻镜检查。

（2）患者行鼻窦 CT 检查（图 8-1），根据病史及影像学资料，初步诊断有哪些？

临床思维分析：正确戴额镜、对光及使用前鼻镜。掌握鼻窦炎的 CT 表现。可进行体位引流改善鼻窦炎。

临床情景实例 5

（1）患者，男性，38 岁，鼻塞及流脓血涕 5 个月。请行相关检查并描述检查结果。

（2）检查发现左侧中鼻道内暗红色新生物，占据右侧中鼻道。

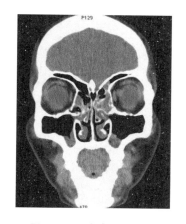

图 8-1　患者鼻窦 CT 片

临床思维分析：运用第一位置、第二位置、第三位置检查鼻腔内各个部位。鼻腔内肿物要注意描述肿物位置、大小、来源、颜色、质地、出血状况及与周边的关系

临床情景实例 6　患儿，男性，5 岁，鼻腔疼痛 1 天。将一玻璃球误放入右侧鼻腔内，请帮其处理。

临床思维分析：注意患儿检查时体位要求；圆球形异物不能使用镊子，要求使用钩状或环状器械，防止异物后坠。

临床情景实例 7　患者，男性，23 岁，鼻腔反复出血 4 天，请帮其处理。

临床思维分析：前鼻镜下鼻腔检查，查找出血部位，立即行止血处理。

临床情景实例 8 患者,女性,46 岁,车祸外伤 5 小时后出现颜面部明显肿胀,双眼睑淤青,鼻根部明显塌陷,双内眦变宽,鼻腔出血,鼻塞,请行相关检查及记录。

临床思维分析:该患者为复合伤,外伤后出现颜面部明显肿胀,鼻根部明显塌陷,双内眦变宽,可能为鼻骨、筛窦等骨折,检查时要主要从外鼻、鼻腔及鼻窦行相关检查,对邻近的部位如眼、口腔也要求检查。

临床情景实例 9

(1) 患者,男性,54 岁,左侧反复头痛 3 个月,发作时难以耐受,以上午明显。患者既往有"鼻炎"病史,左侧持续性鼻塞,请行相关检查。

(2) 检查发现左侧中鼻道内黄色脓性分泌物,请行进一步检查及处理。

临床思维分析:疑似鼻源性头痛者应行鼻腔鼻窦检查,发现鼻道内有脓性分泌物,应行鼻窦体位引流。

(石大志 蔡晓岚)

第 九 章

鼻内镜检查
Nasal Endoscopic Examine

一、适应证

有鼻部症状或怀疑周围器官病变与鼻相关者,经常规前、后鼻镜检查无满意发现时,均可行鼻内镜检查。

1. 有鼻塞、流涕、头痛症状,疑为鼻炎/鼻窦炎或鼻中隔偏曲,但不能明确阻塞部位或分泌物来源时。.

2. 原因不明、部位不详的鼻出血,除了解出血部位和原因外,还可在镜下进行简单的止血操作。

3. 脑脊液鼻漏。

4. 不明原因的嗅觉障碍,可观察嗅区有无损伤、破坏或颅底有无骨折。

5. 鼻腔或鼻咽部的新生物,包括颈部转移性包块和分泌性中耳炎,怀疑鼻咽部病灶者,可在镜检下探明原发部位、浸润范围并行活检。

6. 鼻腔异物,可在镜下探取。

7. 配合鼻腔、鼻窦手术及观察手术前后的改变,辅助术后鼻腔的清理,也可配合鼻眼相关、鼻颅相关手术的开展。

8. 任何其他检查如 X 线、CT 等发现鼻腔有异常者。

9. 进行鼻腔生理功能的研究,如观察鼻黏液毯的活动等。

二、禁忌证

无绝对禁忌证。

三、标准操作规程

见表 9-1。

表 9-1 鼻内镜检查标准操作规程

准备	医师准备:戴口罩、帽子,洗手,穿工作服,戴手套
	核对患者信息(姓名、性别、年龄等)

续表

准备	取得患者知情同意
	用物准备:耳鼻咽喉头颈外科诊疗台、鼻内镜系统、不同视角镜头、吸引器、纱布、棉片、镊子、弯盘、络合碘、1% 丁卡因、1% 麻黄碱等
操作过程	麻醉[1]
	患者取平卧位[2]
	医师站在患者头部右侧
	检查时左手于患者鼻翼处固定内窥镜,右手示指与拇指如执笔状持镜[3]送入鼻腔依序检查各部
	可根据情况选择中鼻道或下鼻道径路进行检查,也可直接先检查可疑病变部位,检查中可根据需要交替使用不同视角的窥镜反复检查[4]
	选择中鼻道进镜时,依次找到中鼻甲、钩突、筛泡、半月裂、筛漏斗、上颌窦开口、蝶筛隐窝,向后进入鼻咽部,退镜时可经下鼻道同时检查上颌窦副口和鼻泪管开口。检查毕,退出鼻腔,并按同法检查对侧
	经下鼻道进镜可依序检查下鼻甲前端、下鼻甲全表面、下鼻道、鼻泪管开口、上颌窦副口及鼻中隔。到达鼻咽部后,再经蝶筛隐窝、中鼻道退出
	检查鼻腔黏膜大体情况,有无充血、苍白水肿、萎缩、糜烂、血管扩张
	鼻腔有无异常分泌物,其部位、性状、来源
	各鼻窦开口鼻道情况:鼻泪管开口、窦口鼻道复合体[5]、蝶筛隐窝、嗅区
	鼻腔鼻道是否有新生物,其性状、来源、范围、触碰反应,周围破坏情况
	行功能性鼻内镜手术,术后常规鼻内镜检查是否复发、鼻腔是否粘连、鼻腔鼻窦内是否有病灶需及时清理[6]
	鼻咽部正常解剖结构:咽隐窝、圆枕、咽鼓管咽口、鼻咽顶壁
	鼻咽部结构是否对称,有无溃烂、隆起新生物,表面是否有血迹,咽隐窝是否饱满,咽鼓管咽口是否狭窄闭塞
	对于阻塞型睡眠呼吸暂停低通气综合征(obstructive sleep apnea hypopnea syndrome,OSAHS)患者观察鼻咽峡是否狭窄,组织肥厚情况
	鼻内镜下寻找鼻出血部位,注意不要遗漏:鼻中隔前部、鼻中隔中后部、下鼻道、中鼻道、各鼻道穹窿部、嗅区、蝶筛隐窝
	也可根据活动性出血逆流寻找出血点
	鼻内镜检查后,根据镜下表现做出鼻腔疾病的初步诊断[7]
	操作结束后注意有无并发症,向患者交代检查情况
	脱手套,洗手,做好操作记录

疑点导航：

1. 检查前用 1% 丁卡因棉片麻醉鼻腔黏膜，棉片上可加少许血管收缩剂如 1% 麻黄碱或 1‰ 肾上腺素，重点检查部位如中鼻道、嗅裂、蝶筛隐窝等处麻醉尤要充分，少数过于紧张的患者检查前可用镇静剂，小儿可选择全麻。

2. 对于部分特殊情况如剧烈鼻出血、平卧位有困难者，可取坐位或半坐位。

3. 若需同时进行止血、取活检、鼻腔清理等操作，则左手持镜，右手持器械进行操作。

4. 检查鼻腔结构情况，观察下鼻甲是否肥厚、萎缩，对麻黄碱的收缩反应；中鼻甲是否反向、泡状肥大，鼻腔空间情况；鼻中隔是否存在偏曲、棘突，其偏曲部位、偏向侧别（图 9-1，彩图见文末彩插）。

如遇目标部位狭窄，可先予以 1% 麻黄碱或 1‰ 肾上腺素棉片充分收缩，或根据需要将鼻甲骨折移位。

5. 窦口鼻道复合体（Ostiomeatalex，OMC）是以筛漏斗为中心的附近区域，包括筛漏斗、半月裂、钩突、筛泡、中鼻甲、前组副鼻窦开口等一系列结构。OMC 解剖结构较为复杂且变异多样，其中多种变异与鼻窦炎手术并发症密切相关。

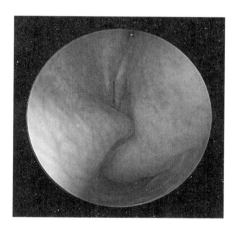

图 9-1　鼻中隔偏曲

6. 功能性鼻内镜手术后需定期行鼻内镜复查，清除术后继发的囊泡、粘连带、血痂、异常分泌物，检查过程中要保护好黏膜。

7. 常见鼻腔疾病的镜下表现有：

（1）炎症：急性炎症表现为黏膜充血、肿胀、鼻甲水肿，可见黏液性或黏脓性分泌物；慢性炎症时，鼻腔黏膜暗红、增厚；鼻窦急性炎症时可从其自然开口处见到稀薄脓液；慢性鼻窦炎时可见一条脓柱。变态反应性鼻炎鼻黏膜苍白水肿；萎缩性鼻炎表现为鼻腔宽大、黏膜干燥、鼻甲缩小、脓痂形成。

（2）息肉：多发生于中鼻道附近区域，以钩突、筛泡和中鼻甲最为多见；早期可表现为黏膜水肿、苍白，逐渐形成单个或多个荔枝肉样新生物。

（3）肿瘤：常见的有毛细血管瘤、海绵状血管瘤、纤维瘤或纤维血管瘤、内翻性乳头状瘤，恶性肿瘤较少，多来自鼻窦。①毛细血管瘤多见于鼻中隔，瘤体小,质软有弹性;②海绵状血管瘤多见于下鼻甲,瘤体较大、基底广,质地可压缩,多无包膜;③纤维血管瘤多位于鼻咽部,红色或苍白坚韧之新生物,极易出血,禁忌活检;④内翻性乳头状瘤多位于中鼻道和鼻中隔,易与鼻息肉相混,极易恶变;⑤鼻腔原发恶性肿瘤多见于鼻腔外侧壁,呈菜花状、易出血,伴有溃烂或坏死。

(4)脑脊液鼻漏:多由鼻部、头部外伤或手术引起,可在鼻内流出清亮水样液体。确诊依据为流出液作葡萄糖定量试验或 β_2 转铁蛋白检测。鼻内镜检查旨在寻找漏孔,查明原因和为手术提供依据。依次检查鼻顶前后部、中鼻道、蝶筛隐窝及咽鼓管咽口等部位,漏口周围黏膜呈苍白水肿,孔内有清亮液体外流,并有搏动感。若见到来自嗅裂处水囊样物,应疑为脑膜膨出。

(5)鼻咽部病变:鼻咽癌好发于咽隐窝和鼻咽顶部,可表现为黏膜粗糙、溃烂,咽隐窝变浅,局部隆起或菜花样肿块。

四、常见并发症及处理

1. **鼻出血** 最常见,出血量一般不大。操作前应熟悉鼻腔结构,告知患者配合检查。动作轻柔,避免损伤鼻腔黏膜,充分麻醉及黏膜收缩后操作。一旦发生鼻出血,在鼻内镜下填塞止血或激光、微波、电凝止血。

2. **鼻腔粘连** 窦口闭锁操作须仔细,不损伤鼻腔黏膜可以避免。

3. **药物反应** 使用丁卡因作为鼻腔黏膜表面麻醉药物时,严密观察中毒反应和过敏反应发生,严格控制用药剂量,尽量避免吞咽药物。发生不良反应立即处理:立即停止用药,抽出鼻腔内的丁卡因棉片或纱条,静脉注射地塞米松 5~10mg。中枢兴奋者应给予安定注射(0.1~0.2mg/kg);出现抽搐者应用 2%~2.5% 硫喷妥钠静脉缓慢注射;如有血压下降,应行抗休克治疗,酌情应用升压药或微血管扩张药,以改善组织缺氧状态。应保持呼吸道通畅,给予氧气吸入,密切注意心脏情况,如有异常,及时采取有效措施。

五、临床情景实例与临床思维分析

临床情景实例 1 患者,男性,56 岁,鼻塞,流脓涕 5 年。前鼻镜检查发现双中鼻道脓性分泌物,并可见荔枝肉样新生物,请行鼻内镜检查进一步明确诊断。

临床思维分析:有鼻塞流脓涕病史,鼻腔内发现荔枝肉状半透明新生物,考虑慢性鼻窦炎伴鼻息肉可能,应完善鼻内镜检查。

临床情景实例 2 患者,男性,17 岁,双鼻塞并反复鼻出血半年。鼻塞呈持续性、渐进性加重,近 1 个月来逐渐出现双耳闷胀感伴听力下降,前鼻镜检查见双鼻腔后段暗红色新生物,表面附有血迹,间接鼻咽镜见鼻咽部暗红色新生物,余正常结构窥视不清,突发鼻腔、口咽部大量出血,请行鼻内镜检查并行相关处理。

临床思维分析:患者为青年男性,反复鼻出血半年,近1个月来逐渐出现双耳闷胀感伴听力下降,前鼻镜检查见双鼻腔后段暗红色新生物,根据病史,初步诊断"鼻咽纤维血管瘤"。需要行鼻内镜检查鼻腔后端及鼻咽部,了解肿物来源及性质。需要掌握鼻内镜下鼻出血的处理;鼻咽纤维血管瘤的相关知识及医患沟通;鼻咽部病变与中耳鼓室的相互影响。

临床情景实例3　患儿,男性,3岁,鼻腔恶臭异味1周就诊。前鼻镜检查见左侧鼻腔狭窄,表面脓性分泌物,其内结构窥视不清,CT检查报告异物可能,请行鼻内镜检查并行相关处理。

临床思维分析:儿童单侧鼻腔流脓应该考虑鼻腔异物可能。选择鼻内镜检查是最为恰当的方式,若儿童难以合作鼻内镜检查,为了防止异物后缀至气管支气管,则可采用全麻方式。鼻内镜检查鼻腔情况的同时,可以取出鼻腔内异物。

临床情景实例4　患者,男性,61岁。因慢性鼻窦炎伴鼻息肉、鼻中隔偏曲行功能性鼻内镜手术治疗,现出院2周,前来复查,请行相关处理。

临床思维分析:术后鼻内镜检查一般于术后1~2周进行,在鼻内镜下清除术后继发的囊泡、粘连带、血痂、异常分泌物,检查过程中要保护好黏膜。

临床情景实例5　患者,男性,55岁。因车祸致头颅外伤入住神经外科,并已行开颅取血肿手术4天,现家属发现患者左侧鼻腔不间断流清水样鼻涕,请耳鼻咽喉头颈外科会诊,作为当班医师,请行鼻内镜检查;根据病史、症状及体征,患者可能的诊断是什么,需要行哪些相关处理。

临床思维分析:脑脊液鼻漏的诊断,可行葡萄糖定量试验或 β_2 转铁蛋白检测;鼻内镜检查明确脑脊液漏的位置、大小、流量。如果脑脊液鼻漏发生在头颅外伤或者手术后,则多先采用保守治疗,保守治疗的时间一般在2~4周,若保守治疗无效则予以手术修补。

临床情景实例6　患者,男,72岁,因左鼻出血半小时就诊。家属描述出血总量约100ml,在当地医院行鼻腔填塞止血效果不佳。现患者感头晕,精神萎靡,面色苍白,既往高血压控制不佳。查:左侧前鼻孔大量血迹,呈活动性出血,出血点无法窥及。请行鼻内镜检查并予以相应处理。

临床思维分析:根据鼻出血的相关知识,对于短时间出血量多的患者立即建立静脉通道,补液、止血同步进行,需掌握鼻内镜检查出血点的规范操作。治疗可在鼻内镜下填塞止血或激光、微波、电凝止血。

临床情景实例7　患者,女性,49岁,因慢性泪囊炎拟行泪囊鼻腔吻合术。患者既往5年前有慢性鼻窦炎鼻息肉手术史,未曾复查,术前请行鼻内镜检查鼻腔,排除泪囊炎手术禁忌证。

临床思维分析:泪囊鼻腔吻合术需要排除鼻腔禁忌证,如鼻息肉、鼻窦炎,否则影响泪囊术后引流;规范操作鼻内镜检查,排除禁忌证后亦可在鼻内镜下行泪囊鼻腔吻合术。

临床情景实例 8 患者,男性,46 岁,因右侧耳鸣及闷胀感 2 个月就诊,专科检查见右侧鼓膜内陷、鼓室积液,颈部右侧下颌角平面处可扪及质地较硬、活动度差、直径约 1cm 大小的淋巴结。为寻找病因,行间接鼻咽镜检查发现鼻咽部顶部右侧可疑隆起新生物,请行进一步检查。

临床思维分析:成人单侧分泌性中耳炎需与鼻咽癌鉴别,应检查鼻咽部是否存在病变,压迫咽鼓管咽口导致分泌性中耳炎。需掌握鼻内镜检查及活检的规范操作。

(敬前程 刘 勇)

第 十 章

简易嗅觉检查
Simple Olfactory Test

一、适应证

1. 嗅觉功能障碍者。
2. 健康体检者。

二、禁忌证

无绝对禁忌证。

三、标准操作规程

见表 10-1。

表 10-1 简易嗅觉检查标准操作规程

准备	医师准备:穿工作服,戴口罩、帽子,洗手
	核对受检者信息
	取得受检者知情同意,并向受检者说明检查目的
	用物准备:耳鼻咽喉头颈外科诊疗台、嗅觉检测试剂瓶[1]、额镜、前鼻镜等
操作过程	受检者坐位,双腿并拢,检查者与受检者距离 25~40cm
	光源置于受检者耳后上方约 15cm
	戴额镜前调节双球关节的松紧度,使镜面能灵活转动于任何位置,又不至于松滑坠落为宜
	调整额带圈至适合头围大小,将额镜戴于前额,与光源同侧
	对光:额镜反射光的焦点调节到受检者需要检查的部位;保证额镜不晃动
	鼻前庭检查:用拇指将鼻尖抬起,检查皮肤有无红肿、糜烂、溃疡、皲裂、结痂、肿块和鼻毛脱落
	正确使用前鼻镜:先将鼻镜的两叶合拢伸入鼻前庭,鼻镜不能超过鼻阈[3]。退镜时两叶轻轻张开,抬起鼻翼

续表

操作过程	第一位置、第二位置、第三位置检查鼻腔各个部位
	观察鼻道中分泌物,注意来源的位置、颜色、性质、量、引流方向,判断鼻窦炎
	观察鼻甲黏膜有无肿胀、息肉样变,注意各鼻道中有无息肉或新生物
	同法检查另侧鼻腔
	嘱受检者擤出鼻腔分泌物
	嗅觉检查:嘱受检者用手指按闭受检鼻腔的对侧鼻孔
	检查者任意排序取试剂瓶[2]靠近受检鼻孔使其嗅之,试剂瓶距离鼻孔 3~5cm
	受检者告知试剂瓶中气味[3]
	同法测试对侧鼻腔[4]
	结果判断[5]:根据感知阈及识别阈判断患者嗅觉丧失情况,分为 0~5 共 6 个级别,能嗅出全部气味者为嗅觉存在,只辨别 2 种以下者为嗅觉减退。
	操作结束后向受检者交代检查情况,制订进一步诊疗方案
	整理用物,做好记录

疑点导航:

1. 嗅觉检测试剂瓶大小、式样完全相同,颜色深而不透明;测试嗅素一般选用醋、樟脑、煤油、酱油、酒精、柠檬水、大茴香等日常所见物品;气味纯正,易于复制,测试后不带来不良反应或不舒服的感觉为宜;要勤换瓶中试剂,以免气味挥发。

2. 简易嗅觉检查时,不能由受检者选瓶自持。

3. 只要求受检者说出气味,不要求说出名称;当一次答错后,可更换其他试剂重试一次,排除精神紧张等原因;检查中要有适当的时间间隔,避免出现嗅疲劳。

4. 不可刚测试完一侧鼻腔立即用同样试剂检测另一侧鼻腔。

5. 此法只能简单地测试嗅觉功能有无,还需进一步检查来反应嗅觉情况及病因。

四、临床情景实例与临床思维分析

临床情景实例 1

(1) 患者,男性,42 岁,反复鼻塞、流脓涕并嗅觉下降 3 年。请为其行前鼻镜检查及简易嗅觉检查。

(2) 嗅觉检查结果。患者行鼻窦 CT 检查,根据病史及影像学资料(图 10-1),

解释嗅觉下降原因。

　　临床思维分析：正确戴额镜、对光及使用前鼻镜，掌握简易嗅觉检查。CT提示为慢性鼻窦炎，该疾病使含有气味的气流不能到达嗅区黏膜，引起呼吸性嗅觉减退或丧失。

　　临床情景实例2　患者，女性，23岁，反复鼻痒、打喷嚏伴嗅觉减退2年。患者鼻镜见鼻黏膜苍白，鼻腔水样分泌物，请为其行前鼻镜检查及简易嗅觉检查。

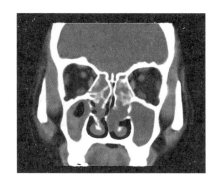

图10-1　患者鼻窦CT片

　　临床思维分析：正确戴额镜、对光及使用前鼻镜，掌握简易嗅觉检查。变应性鼻炎由于鼻黏膜水肿明显，部分患者有嗅觉减退，根据常见的临床症状和体征，以及皮肤点刺试验的结果，可获得正确的诊断。

　　临床情景实例3　患者，女性，42岁，感冒发热后突发嗅觉丧失2天。伴流脓涕、鼻塞和嗅觉下降，无鼻痛及鼻出血，请为其行前鼻镜检查及简易嗅觉检查。

　　临床思维分析：正确戴额镜、对光及使用前鼻镜，掌握简易嗅觉检查。感冒后出现嗅觉丧失要考虑鼻腔黏膜肿胀、急性鼻炎导致的呼吸性嗅觉减退或丧失，也要注意是否为嗅神经炎所致。

　　临床情景实例4　患者，男性，68岁，喉癌喉全切除术后嗅觉丧失。请为其行前鼻镜检查，并分析嗅觉丧失的原因。

　　临床思维分析：正确戴额镜、对光及使用前鼻镜，掌握简易嗅觉检查。了解嗅觉障碍的原因：喉全切除术或气管切开术后，呼吸气流经气管口进出而不经鼻腔，则产生非阻塞性呼吸性嗅觉减退或失嗅。

　　临床情景实例5　患者，女性，62岁，嗅觉丧失2个月。有阿尔茨海默病病史，请为其行前鼻镜检查及简易嗅觉检查。并解释嗅觉下降的原因。

　　临床思维分析：正确戴额镜、对光及使用前鼻镜，掌握简易嗅觉检查。阿尔茨海默病以及中枢神经系统疾病可产生感觉性嗅觉减退或丧失。

　　临床情景实例6　患者，女性，45岁，嗅觉异常2个月，5个月前有颅脑外伤病史，伴有癫痫。近2个月来自觉周围有恶臭气味，请为其行前鼻镜检查及简易嗅觉检查。并解释嗅觉异常的原因。

　　临床思维分析：正确戴额镜、对光及使用前鼻镜，掌握简易嗅觉检查，嗅觉障碍包括嗅觉下降、嗅觉丧失、嗅觉过敏、嗅觉倒错和幻嗅。该患者由于脑外伤后出现癫痫，考虑幻嗅可能性大。幻嗅常见于精神分裂症和癫痫。

　　临床情景实例7

　　（1）患者，女性，48岁，鼻塞伴有嗅觉丧失近10年。近2个月自觉周围有恶臭气味,请为其行前鼻镜检查及简易嗅觉检查。

（2）前鼻镜检查发现鼻腔黏膜萎缩,附有黄色脓痂,请作出初步诊断并解释嗅觉异常的原因。

临床思维分析:正确戴额镜、对光及使用前鼻镜,掌握简易嗅觉检查。根据病史及前鼻镜检查诊断为"萎缩性鼻炎",由于鼻黏膜慢性炎症可导致嗅区黏膜化生,从而出现渐进性嗅觉减退,直至丧失。

（汪　芹）

第十一章

鼻腔冲洗
Nasal Irrigation

一、适应证

1. 慢性鼻炎、鼻窦炎、萎缩性鼻炎鼻腔分泌物较多者。
2. 鼻腔、鼻窦手术后。
3. 鼻、鼻咽恶性肿瘤放疗后。

二、禁忌证

1. 急性中耳炎。
2. 鼻出血。
3. 严重高血压。

三、标准操作规程

见表 11-1。

表 11-1　鼻腔冲洗标准操作规程

准备	医师准备:穿工作服,戴口罩、帽子,洗手
	核对患者信息(姓名、性别、年龄等)
	取得患者知情同意
	用物准备:额镜、光源、前鼻镜、弯盘、生理盐水或其他冲洗液[1]、冲洗球、橄榄头、橡皮管等。
操作过程	体位:患者正坐,腰背靠椅,身体稍前倾
	光源置于患者一侧后上方约 15cm,医者与患者距离 25~40cm
	戴额镜:戴额镜前调节双球关节的松紧度,调整额带圈至适合头围大小,将额镜戴于前额,与光源同侧
	对光:额镜反射光的焦点调节到患者需要检查的部位;瞳孔、镜孔、反射光焦点和检查部位成一直线,另一眼不闭
	前鼻镜检查:第一位置、第二位置、第三位置检查鼻腔,排除鼻腔出血

续表

操作过程	徒手法或耳镜检查外耳道及鼓膜,排除急性中耳炎
	方法[2]:将盛有灭菌温灌洗液[3]的容器悬挂,使其底部与患者头顶等高[4]
	患者直坐,头稍向前俯
	一只手捧弯盆,张口自然呼吸
	另一只手持接有橄榄头的橡皮管
	将橄榄头塞于一侧前鼻孔中
	打开流水阀,使药液缓缓流入一侧鼻腔
	继而流入鼻咽部,再由对侧鼻腔流出或经口流出
	灌洗液使用一半后,关闭流水阀
	换另一侧鼻腔冲洗
	结束后清洗冲洗器及处理冲洗液,记录冲洗分泌物或痂皮的情况[5]
	向患者或家属交代病情

疑点导航:

1. 冲洗液的成分有生理盐水、灭菌海水、林格溶液,也有根据病情将药物包括抗生素、两性霉素 B、糖皮质激素、稀化黏性分泌物药物如糜蛋白酶等作为冲洗液成分。鼻腔冲洗液目前无固定成分,可根据患者临床诊断选择适当成分的鼻腔冲洗液。

2. 鼻腔冲洗包括鼻腔灌洗法(图 11-1)和鼻腔冲洗器冲洗法(图 11-2),是鼻部疾病局部治疗的方法之一,又称盥洗、灌洗或清洗,指借助某种装置,通过

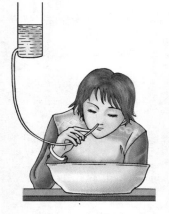

图 11-1 鼻腔灌洗法

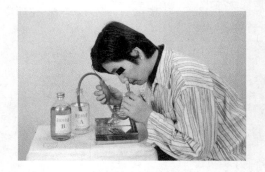

图 11-2 鼻腔冲洗器冲洗法

一定压力将冲洗液输送到鼻腔、深入鼻窦,药液与鼻腔靶组织接触,将鼻腔内结痂及分泌物清除,达到清洁鼻腔、治疗等目的的治疗鼻部疾病的常用方法之一。此法易操作,花费低,已被广泛应用于鼻腔鼻窦多种疾病治疗。对于儿童急性鼻窦炎,鼻腔冲洗可以作为一种有效的辅助治疗方法。

冲洗器冲洗法的步骤:患者取坐位,头稍向前俯,口鼻下方放置弯盘收集冲洗液及分泌物,备好冲洗液及清洗好鼻腔冲洗器,用带橄榄头的一端放入一侧鼻腔前鼻孔,另一侧放入冲洗液容器中,挤压橡皮球使冲洗液进入橡皮球中,后稍用力挤压使冲洗液进入鼻腔,冲洗液及分泌物经对侧鼻孔及口流出,重复冲洗数次,换对侧鼻腔同法冲洗数次。

3. 冲洗液温度最好为37℃左右,水温太低或太高都会增加对鼻腔黏膜的刺激,易引起不适感。

4. 冲洗时压力不可过大,易引起灌入中耳、鼻窦刺痛等症状,如有则暂停鼻腔冲洗。

5. 冲洗次数为每天1~2次,可视冲洗分泌物多少酌情增减。

四、常见并发症及处理

1. **鼻出血**　正确操作很少发生,因冲洗压力过大可能导致鼻部疼痛、出血。一旦发生,停止操作,一般能止血。不能止血需要行鼻腔填塞。

2. **中耳炎**　严格掌握冲洗的禁忌证,避免冲洗压力过大。出现中耳炎应停止冲洗。

五、临床情景实例与临床思维分析

临床情景实例1

(1) 患者,男性,54岁,鼻咽癌放射治疗后3个月。复查电子鼻咽镜发现鼻咽部见大量脓痂附着,如图11-3(彩图见文末彩插),建议该患者进行最合适的治疗。

(2) 治疗后,患者鼻咽部如图11-4(彩图见文末彩插),请告知患者鼻腔冲洗的必要性。

临床思维分析:鼻咽癌放疗后,因鼻腔黏膜的纤毛运动功能减弱甚至丧失,容易并发鼻窦炎及鼻咽脓痂附着,所以鼻腔冲洗对患者来说,是尤其重要的,可有效地减少鼻腔粘连及减少鼻腔、鼻窦感染机会,减少放疗后的并发症,有利提高患者放疗疗效及生活质量。故建议该患者进行鼻腔冲洗,并且需长期冲洗,如脓痂附着紧密不易清除,可考虑在电子鼻咽镜下或鼻内窥镜下清理。

临床情景实例2　患者,男性,27岁。慢性鼻窦炎住院行鼻内镜下双侧鼻

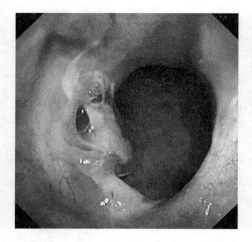

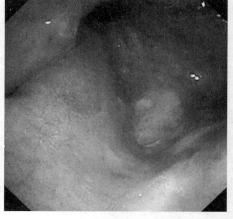

图 11-3　鼻腔冲洗前　　　　　　　　　　图 11-4　鼻腔冲洗后

窦开放术后,拟今日办理出院,请交代出院后鼻腔冲洗的作用。

临床思维分析:慢性鼻窦炎的治疗中,手术只是其中治疗的一部分,甚至现在有的学者认为只是辅助治疗,手术后还需要长期的药物治疗及术后复查。其中鼻腔冲洗是其中重要的组成部分,有助于促进鼻窦、鼻腔黏膜功能的恢复,应建议其出院后行鼻腔冲洗,定期复查。

临床情景实例 3　患儿,女性,10 岁。门诊诊断为"慢性鼻窦炎",予以药物治疗,加鼻腔生理盐水冲洗,但冲洗几天后患儿诉耳部疼痛不适,试问是什么原因引起,应该注意什么?

临床思维分析:鼻腔冲洗是一种治疗慢性鼻窦炎的方法,但在冲洗过程中应注意,冲洗压力不可过大,否则可引起灌入中耳、中耳炎,尤其儿童咽鼓管短、平,更应注意,如出现耳部症状,应暂停鼻腔冲洗。

临床情景实例 4　患者,女性,56 岁,鼻塞、嗅觉减退、鼻臭 20 年余。查体:双鼻腔宽大,中、下鼻甲萎缩,鼻腔见大量脓痂附着并有恶臭味。本患者考虑什么诊断,如何治疗?

临床思维分析:结合本患者病史及体征,诊断萎缩性鼻炎并不难,但应注意与鼻部特殊传染病,如结核、梅毒、鼻白喉等鉴别。目前萎缩性鼻炎无特效疗法,多采用局部冲洗及全身综合治疗,鼻腔冲洗目的在于清洁鼻腔、除去脓痂和臭味。

临床情景实例 5　患者,男性,20 岁。因慢性鼻窦炎伴鼻息肉行鼻内镜手术后 1 个月,出院时医生嘱每日坚持行鼻腔冲洗,但近 2 天因感冒后出现右耳痛伴流脓而就诊。查体:右外耳道见脓性分泌物,清洗后鼓膜充血见穿孔,诊断为急性中耳炎,除治疗中耳炎外,还需建议其停止鼻腔冲洗。但患者不理解,并说出院时医师嘱其要坚持冲洗鼻腔,作为接诊医师,应如何给患者解释?

临床思维分析:鼻窦炎行功能性鼻内镜手术后,鼻腔冲洗是一项重要的治疗,患者能坚持治疗很好,但在治疗过程中如伴发急性中耳炎或严重高血压、鼻出血等,则需暂停进行鼻腔冲洗,待这些疾病控制后再行鼻腔冲洗,否则将加重病情。

临床情景实例 6 患者,男性,68 岁。鼻窦恶性肿瘤手术及放疗治疗后 1 个月,一直在行鼻腔冲洗,近日行冲洗时有头晕不适感,患者既往有高血压病史,近期未服用降压药。查体:血压 190/112mmHg,右侧鼻腔宽大,未见新生物,该患者是否仍该坚持行鼻腔冲洗治疗。

临床思维分析:患者按鼻窦肿瘤综合治疗后,应该行鼻腔冲洗清理结痂及分泌物。但患者存在严重高血压,属于冲洗禁忌,应建议其先暂停鼻腔冲洗,至心内科会诊,用药控制血压后可再继续行鼻腔冲洗治疗。

临床情景实例 7 患者,男性,48 岁。右侧鼻腔、鼻窦内翻性乳头状瘤术后,仍在行鼻腔冲洗治疗,近日冲洗时发现有少量出血,需如何处理。

临床思维分析:患者行鼻腔冲洗时,伴有鼻出血情况,首先需停止行鼻腔冲洗治疗,需进一步查明鼻出血原因,多为鼻黏膜糜烂引起。但本患者为鼻腔、鼻窦肿瘤术后,需进一步行鼻内镜检查,注意除外肿瘤复发可能。

(全日群 冯勇军)

第 十 二 章

鼻负压置换法
Displacement MethodIn Nose Suction

一、适应证

亚急性、慢性鼻窦炎,尤其适应儿童全组慢性鼻窦炎。

二、禁忌证

1. 急性鼻炎、鼻窦炎。
2. 鼻出血或有全身出血倾向者。
3. 鼻腔肿瘤。
4. 鼻部手术后创口未愈。
5. 严重高血压。

三、标准操作规程

见表 12-1。

表 12-1 鼻负压置换法标准操作规程

准备	医师准备:穿工作服,戴口罩,帽子,洗手
	核对患者信息(姓名、性别、年龄等)
	取得患者知情同意,向患者或家属告知治疗目的并征得配合 [1]
	测血压排除严重高血压 [2]
	用物准备:额镜、光源、1% 麻黄素液、电动吸引器、鼻腔橄榄头、置换液 [3]、治疗床等
操作过程	体位:患者正坐,腰背靠椅,身体稍前倾
	光源置于患者一侧后上方约 15cm,医师与患者距离 25~40cm
	戴额镜:戴额镜前调节双球关节的松紧度,调整额带圈至适合头围大小,将额镜戴于前额,与光源同侧
	对光:额镜反射光的焦点调节到患者需要检查的部位;瞳孔、镜孔、反射光焦点和检查部位成一直线,另一眼不闭

续表

操作过程	前鼻镜检查:第一位置、第二位置、第三位置检查鼻腔,排除鼻腔出血、急性鼻-鼻窦炎[4]
	先用 1% 麻黄素(儿童用 0.5% 麻黄素)收缩鼻黏膜[5],使窦口开放,擤尽鼻涕
	取仰卧位,垫肩、伸颈,使颏部与外耳道口连线与水平线(即床平面)垂直
	用滴管自前鼻孔徐徐注入 2~3ml 置换液于鼻腔
	医师将与吸引器[6]相连的橄榄头塞于患侧的前鼻孔
	用另一手指压鼻翼封闭对侧前鼻孔
	嘱患者均匀地发出"开—开—开"之声
	同时开动吸引器,1~2s 后迅速移去橄榄头
	松开另一侧手指,如此反复 6~8 次
	同法治疗对侧[7]
	操作完毕让患者坐起,吐出口内药液及分泌物
	整理用物,洗手并记录
	告知患者相关病情及治疗后事宜[8]

疑点导航:

1. 鼻负压置换法(displacement method in nose suction)　指用吸引器具使鼻窦形成负压,吸出鼻窦分泌物并使药液进入鼻窦内而达到治疗目的的方法。常用于治疗慢性化脓性全组鼻窦炎,尤其是儿童慢性鼻窦炎。间歇吸引法抽出鼻窦内空气,在窦腔内形成负压,停止吸引时,在气压的作用下,滴入鼻腔的药液可经窦口流入窦腔,有利于窦腔的炎症消退,改善鼻窦引流,效果好、安全性高,适用于慢性额窦炎、慢性筛窦炎、慢性蝶窦炎,尤其适宜慢性全组鼻窦炎者。负压置换疗法具有成本低、操作简便、费用低且用药安全、疗效明显、不良反应少等优点,是儿童鼻窦炎重要的治疗方案。

2. 高血压患者不宜施行该治疗,在治疗过程中所取的头位和鼻内真空状态对患者极为不利。

3. 置换液为 0.5% 麻黄素生理盐水并配以链霉素或其他抗生素、糖皮质激素和 α-糜蛋白酶等混合液。

4. 鼻出血、鼻腔肿瘤及有出血倾向者不能行鼻负压置换治疗;急性鼻窦炎或慢性鼻窦炎急性发作期间也不适合行该治疗,鼻腔鼻窦的致病菌可能随负压置换到其他未被感染的鼻窦,使感染扩散。

5. 鼻腔内痂皮较多者应先行鼻腔冲洗;合并有萎缩性鼻炎患者治疗前忌

用麻黄素,改用生理盐水。

6. 治疗时吸引器负压不要超过 24kPa(180mmHg),负压过高可能致头痛、耳痛、鼻腔出血。

7. 对侧鼻窦有病变,可同法治疗,也可双侧鼻腔同时滴药,左右交替进行。

8. 治疗后注意事项:①治疗后保持头部直立位,至少 15min 内勿擤鼻及弯腰,以便部分药液留在鼻窦内(图 12-1);② 2~4d 治疗 1 次,4~5 次为 1 疗程,如效果不佳,应考虑改用其他疗法;③若患儿年幼不能合作时,可让其尽量张大口,则软腭亦可将鼻咽封闭,不影响治疗效果。

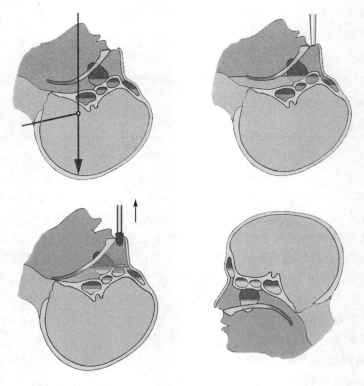

图 12-1 鼻负压置换法

四、常见并发症及处理

1. **头晕** 与术中紧张情绪或体位改变引起的直立性低血压有关。治疗时嘱患儿头缓慢后仰、下垂,同时深呼吸;药物滴入鼻孔后嘱其张口呼吸,不能憋气;治疗后,保持治疗体位 3~5 分钟,此时鼻腔内有部分药液通过开放的窦口进入鼻窦内充分吸收,然后平躺一会再缓慢坐起。若发生头晕,立即测量血压,予以安抚及平躺于治疗台上,休息 5~10 分钟后症状可缓解。

2. **头痛**　主要原因为治疗持续时间过长或治疗疗程过长,吸引器负压过大。鼻窦置换治疗是利用吸引器使鼻腔和鼻窦产生间断性负压,在"开"音中断的时刻,软腭复位而鼻腔和鼻咽腔与外界开放,此时鼻腔压力与大气压相等而窦内是负压(鼻腔内脓液被排出后形成),通过鼻腔内药液和鼻窦内正负压交替改变达到治疗目的。还可借助负压作用将药液灌入鼻窦内,反复清除各鼻窦内的分泌物。但如果吸引时间过长或吸引压力过大反而会引起患儿头痛。因此,治疗时吸引器的压力必须控制在 24kPa 内,每次每侧抽吸 6~8 次,抽吸时间 1~2 秒。

3. **恶心、呕吐**　主要与患儿滴药过程中头部后仰不够,药液从鼻咽后部流入口咽直接刺激咽部引起反射性呕吐,也与患儿进食过饱、进食时间过短有关。治疗时需将患儿头部尽量后仰,药液自前鼻孔外侧缓慢滴入,每侧鼻孔滴入 1~2ml,不可过多。治疗前 1 小时禁食禁饮,让患儿胃相对排空,治疗后用温开水漱口,以清除口咽残留药液。出现呕吐需停止操作,安抚患儿并协助其坐起,轻拍患儿背部,防止呕吐物误吸而发生意外,待患儿不适感缓解再行治疗。

4. **鼻出血**　原因为患儿鼻中隔黎氏区黏膜糜烂,已经有慢性出血史,或操作中橄榄头方向不正确损伤鼻腔黏膜血管。治疗前须详细询问患儿有无鼻出血病史,如有需先行止血治疗。操作中手法轻巧灵活,避免压力过大。如治疗过程中吸引管内出现鲜血,应立即停止治疗,告诉患儿不必紧张,用拇指和示指按压鼻翼两侧 10~15 分钟;出血停止后,将红霉素软膏涂抹鼻前庭,轻压鼻翼,起到保护和修复鼻黏膜作用。待 3~5 天鼻腔黏膜修复后再开始鼻负压置换治疗。

五、临床情景实例与临床思维分析

临床情景实例 1　患儿,男性,5 岁,鼻塞、流脓涕 4 个月。鼻内镜检查示:鼻道内大量脓性分泌物,临床诊断为"慢性鼻窦炎",应给予恰当的局部治疗。

临床思维分析:儿童慢性鼻窦炎是耳鼻咽喉头颈外科常见病,严重影响儿童的健康和学习。若不及时治疗,常常容易引起并发症,鼻负压置换治疗适用于慢性额窦炎、慢性筛窦炎、慢性蝶窦炎,尤其适宜慢性全组鼻窦炎者,是儿童鼻窦炎治疗的首选方案。

临床情景实例 2

(1) 患儿,男性,6 岁,反复鼻塞、流脓涕 1 年,诊断为"慢性鼻窦炎"。请帮其行合适的局部治疗。

（2）予以鼻负压置换及药物治疗后效果不明显,请向患者家长解释可能的原因及需如何进一步检查及治疗。

临床思维分析:儿童鼻窦炎行鼻负压置换治疗,经 4~5 次治疗后仍不见疗效,应考虑存在其他因素。患者为儿童,临床需进一步行电子鼻咽镜检查,除外腺样体肥大,另需除外变应性体质因素,如存在这些因素,需对病因进行治疗。

临床情景实例 3 患儿,女性,4 岁,反复鼻塞、流脓涕 4 个月,临床诊断为"慢性鼻窦炎"。给予鼻负压置换治疗过程中出现恶心、呕吐,应如何处理?

临床思维分析:出现呕吐需停止操作,安抚患儿并协助其坐起,轻拍患儿背部,防止呕吐物误吸而发生意外,待患儿不适感缓解再行治疗。

鼻负压置换易引起头痛、头晕、恶心、呕吐、鼻出血、鼻部疼痛等并发症,需行负压置换治疗者多为儿童,要求操作者有耐心、手法熟练规范、力度均衡,治疗时吸引器负压不要超过 24kPa。

临床情景实例 4 患儿,男性,7 岁,反复鼻塞流脓涕 9 个月,诊断为"慢性鼻窦炎"。给予鼻负压置换治疗过程中出现鼻出血情况,患者家属较紧张,该如何解释及处理?

临床思维分析:在临床中偶可见到引起鼻出血情况,原因为患儿鼻中隔黎氏区黏膜糜烂,或操作中橄榄头方向不正确损伤鼻腔黏膜血管。操作中手法应轻巧灵活,避免压力过大。如治疗过程中吸引管内出现鲜血,应立即停止治疗,告诉患儿不必紧张,用拇指和示指按压鼻翼两侧 10~15 分钟;出血停止后,每日睡前将红霉素眼膏挤入鼻前庭,轻压鼻翼,起到保护和修复鼻黏膜作用。待 3~5 天鼻腔黏膜修复后再开始鼻负压置换治疗。

临床情景实例 5 患者,男性,23 岁,因发热、鼻塞、流脓涕 3 天就诊。查体:体温 38.2℃,心肺腹未见明显异常,双侧中、总鼻道见大量脓性涕,除了使用抗生素等治疗外,是否能使用鼻负压置换来冲洗鼻腔?

临床思维分析:目前诊断为"急性鼻窦炎",急性鼻炎、鼻窦炎是鼻负压置换治疗禁忌证。该患者为急性鼻窦炎,不适宜使用鼻负压置换治疗。如使用,则易引起炎症进一步扩散至中耳、咽喉部。另外,急性期鼻黏膜充血明显,易引起鼻出血并发症。

临床情景实例 6 患儿,男性,7 岁。因慢性鼻窦炎、腺样体肥大,于 1 周后住院行低温等离子腺样体消融手术,术后仍有流涕,此时是否可以行鼻负压置换?

临床思维分析:腺样体肥大为鼻窦炎病因之一,小儿慢性鼻窦炎,药物及鼻负压置换治疗效果差时,要考虑伴有腺样体肥大。本患儿为腺样体肥大,行腺样体消融术后 1 周,术后创面白膜 5 天后开始脱落,此时如行鼻负压置换可能导致鼻咽部白膜过早脱落,增加创口出血的风险,所以不建议行鼻负压置换治疗。

（金日群）

第十三章 鼻腔异物取出术
Extraction of Nasal Foreign Bodies

一、适应证

诊断明确的各类鼻腔异物。

二、禁忌证

无绝对禁忌证。

三、标准操作规程

见表 13-1。

表 13-1　鼻腔异物取出术标准操作规程

准备	医师准备:穿工作服,戴口罩、帽子,七步法洗手
	核对患者信息:姓名、性别、年龄、床号、住院号等
	取得患者和/或家属知情同意并签名[1]
	用物准备:光源、额镜、前鼻镜、异物钩、枪状镊、1% 丁卡因液、1% 麻黄素液、耳鼻咽喉头颈外科诊疗台、鼻内镜、吸引器等
操作过程	简要询问病史[2](包括外伤史、鼻腔手术史、心血管疾病、血液病等)
	患者取坐位,双腿并拢,身体前倾,头后仰[3]
	检查者保持正坐位,医师与患者距离 25~40cm
	光源置于患者耳后上方约 15cm
	调整额镜带和球关节松紧度
	戴好额镜,镜体与光源同侧
	对光,保持双眼单视[4]
	初步检查鼻腔[5]
	若未发现异物,收缩鼻腔黏膜后仔细检查鼻腔各个位置[6]
	根据异物的种类和形状使用不同的方法和器械取出鼻腔异物[7]
	再次检查鼻腔情况,有无异物残留、有无鼻腔出血
	术后整理用物,洗手并记录
	操作结束后向患者和/或家属交代检查及处理情况[8]

疑点导航:

1. 异物较大且嵌顿于大血管附近时,须先行相关血管结扎术后再取出异物;对无症状的细小金属异物,若无危险可不取出,但应定期复查。

2. 鼻异物可分为内源性和外源性异物。前者有死骨、凝血块、鼻石、痂皮等,后者又可分为动物性、植物性及非生物性异物。植物性异物多见,动物性异物罕见。造成鼻异物的原因很多,主要有:①自塞入鼻,如豆类、果核、纸卷、小玩具等;②爬行入鼻,如水蛭、昆虫等;③饮吸入鼻,饮水时水中生物被吸入鼻腔;④弹射入鼻,爆炸、枪伤等使石块、铁屑、弹片等进入鼻腔;⑤呕逆入鼻,如食物、寄生虫等;⑥误遗于鼻,如棉片、纱条等;⑦内生于鼻,如鼻石、额外牙等。

3. 儿童患者不易配合,协助者可将患者抱入怀中,双膝将其双腿夹紧,一手绕过患儿前胸,固定其身体及双手,一手按住额部使其头部紧贴在协助者胸前。

4. 对光前调节光源亮度,使医师的瞳孔、额镜中央孔、受检部位在同一条直线上,并使聚光点与受检部位重叠。患者保持正坐位,医师保持单眼观察,不要过度扭颈、弯腰来迁就光源。

5. 选择大小合适的鼻镜,并将鼻镜的两叶合拢伸入鼻前庭,镜唇前端不能超过鼻阈,以免损伤鼻黏膜而引起疼痛或出血。取出鼻镜时两叶轻轻张开,以免夹持鼻毛引起患者疼痛。

6. 若鼻腔异物位于鼻腔后端或较为隐蔽,鼻腔黏膜肿胀、鼻腔分泌物较多时,可用 1% 麻黄素喷鼻 2~3 次,待黏膜收缩后再行鼻腔检查,按第一位置、第二位置、第三位置顺序逐步检查,以免遗漏,必要时鼻内镜检查。

7. 发现鼻腔异物后应与患者及家属充分沟通,告知其危险性。签字确认后用 1% 丁卡因喷鼻 2~3 次,充分麻醉鼻腔黏膜。注意勿使用丁卡因棉片或纱条麻醉,以免将异物推入鼻腔后部、甚至下呼吸道。鼻腔异物选用前端为环状或钩状的器械绕至异物后端将之钩出,最好一次成功,否则造成患儿配合困难。球形异物切勿用镊子夹取,以免异物滑脱至鼻腔后端或鼻咽部,甚至掉入喉腔及下呼吸道,造成取出困难,甚至有生命危险。

8. 化学性异物取出后必须与患者及家属阐明其危害性及鼻腔冲洗的必要性,以防患者及家属掉以轻心,造成更大的伤害。外伤性异物在充分评估伤情和妥善准备后,经准确定位,必要时在 X 线荧光屏观察下,选择相应手术进路和方法,实施手术取出。

四、常见并发症及处理

1. **出血**　取异物的过程中容易伤及鼻腔黏膜,引起鼻腔出血,要求动作轻柔、迅速,选用头端圆钝的异物钳,并尽量使患者保持在静止状态。一般出血不多,用麻黄素棉球填塞鼻腔即可。

2. **下呼吸道异物** 取异物过程中,如患儿挣扎不配合,或医师操作不当,均可使异物向后推至下咽、喉,甚至气管、支气管,造成呼吸困难,甚至有生命危险。如误吸入至气管、支气管,则必须立即在全麻支气管镜下取出。

五、临床情景实例与临床思维分析

临床情景实例 1

(1) 患儿,男性,4 岁,将一塑料子弹塞入左鼻腔内 2 小时,请处理。

(2) 前鼻镜检查发现左鼻后端一黄色球形异物,请继续处理。

(3) 全麻气管插管后用异物钩取出异物,见左鼻内少许血性分泌物,请继续处理。

临床思维分析:①儿童常因好奇玩耍时将细小物品塞入鼻腔内,日久遗忘,可致鼻塞、脓血涕,呼气时有臭味;②鼻腔异物多在表面麻醉下取出,若患儿不配合或异物较大取出困难时,应在气管插管全麻下取出,以防异物掉入下呼吸道,造成危险及取出困难;③术中损伤鼻腔黏膜可导致少许出血,用麻黄素棉片填塞鼻腔即可,一般不需特殊处理。

临床情景实例 2

(1) 患者,男性,56 岁,野外游泳后出现左鼻塞、鼻痒、鼻涕带血 3 天。患者自诉 3 天前于海南省一野外水塘中游泳后出现左侧鼻腔内虫爬感、鼻塞、鼻涕带血。请予以检查。

(2) 前鼻镜检查在患者左侧鼻腔内见一黑色球状物,表面附少许血痂,触软,可自行蠕动。请继续处理。

临床思维分析:①热带地区常有水蛭、昆虫或蠕虫爬入野营及野浴者鼻中,可有鼻塞、鼻涕带血、虫爬感等症状;②鼻腔动物性异物一般用鼻镜检查就能发现,必要时用鼻内镜检查,对活动的动物性异物常用 1% 丁卡因麻醉后,再用鼻钳取出。

临床情景实例 3

(1) 患者,男性,5 岁,将一纽扣电池塞入右鼻腔 3 天,现鼻塞、鼻痛明显,伴有脓血性分泌物。请检查。

(2) 前鼻镜检查在患者右鼻腔前段见一纽扣电池,表面附多量黑色痂皮,请处理。

(3) 鼻腔异物取出后见右下鼻甲前端黏膜糜烂,鼻中隔前端糜烂穿孔。请继续处理。

临床思维分析:①化学性异物可致鼻腔黏膜化学烧伤,尤以碱性腐蚀伤明显。碱离子与组织蛋白结合形成碱性蛋白,可穿透到深部组织,如早期处理不及时,创面可继续扩大或加深。酸性异物接触机体后可引起细胞脱水及蛋白质凝固变性,可阻止烧伤向深部组织发展。②儿童鼻腔异物可用头端是环状的异物钩绕至异物后端钩出;③碱性烧伤伤口常呈凹陷,边缘潜行,往往经久不愈。碱性异物要及时取出,并清理鼻腔内痂皮及坏死物,取出后要用大量清水冲洗鼻腔,清除残留物,预防鼻中隔穿孔和鼻腔粘连发生。

临床情景实例 4

(1) 患者,男性,38 岁,鼻内镜手术后出现左鼻塞、异味 2 个月。患者 3 个月前因"鼻息肉"行功能性鼻内镜手术。术后未定时复查,2 个月前左侧鼻塞加重,并出现臭味、鼻涕带血。请检查。

(2) 鼻内镜下见左鼻腔内广泛粘连,中鼻道内可见纱条存留,取出后见纱条已部分腐烂,上附脓血性分泌物。请处理。

临床思维分析:①鼻部手术时填塞的棉片、纱条等未及时取出,造成医源性异物;②异物在鼻腔内长时间存留,导致鼻腔感染,肉芽增生,鼻腔粘连;③鼻内镜下取出医源性异物及鼻腔清理是必须的,有利于清除全部异物、肉芽、囊泡及粘连,防止息肉复发及保持鼻窦引流通畅;④鼻部手术后应记录填塞的纱条及棉片数量,以免遗留,术后要定期复查鼻腔。

临床情景实例 5

(1) 患者,男性,16 岁,右侧鼻塞、流涕 10 年余,加重 1 个月伴脓血涕。患者曾多次就诊,诊断为"鼻窦炎",每次均行抗生素治疗后好转,1 个月前上症再次加重,否认有异物进入鼻腔史。请检查。

(2) 鼻内镜下见右侧鼻腔内多量脓血性分泌物及痂皮,有臭味。鼻底中部一灰黑色物体,质硬,形状欠规则。请处理。

(3) 用 1% 丁卡因、1% 麻黄素液麻醉及收缩鼻腔黏膜后取出,压碎后呈砂石感,未见明显核心。请继续处理。

临床思维分析:①鼻石是异物在鼻及鼻窦滞留,炎性分泌物浓缩、分解,无机盐类存积于异物表面,以此为核心而逐渐形成;②一般在表面麻醉或局部麻醉(又称局麻)下通过鼻内镜将鼻石取出,若鼻石较大取出困难,宜先用咬骨钳咬碎后分次取出;③鼻石周围黏膜常有溃疡及肉芽,应全身应用敏感抗生素治疗。

(黄远见　张先锋)

第十四章 鼻出血处理（前、后鼻孔填塞法）

Management of Epistaxis（Nasal Packing and Postnasal Packing）

一、适应证

（一）前鼻孔填塞适应证

1. 鼻腔出血剧烈，经压迫鼻翼、冷敷等一般处理无效者。
2. 弥漫性出血或出血部位不明者。
3. 鼻腔鼻窦手术后填塞止血。

（二）后鼻孔填塞法适应证

1. 明确为鼻腔后部、鼻咽部出血。
2. 前鼻孔填塞无效。

二、禁忌证

疑有脑脊液鼻漏者宜谨慎。

三、标准操作规程

见表 14-1。

表 14-1　前、后鼻孔填塞标准操作规程

准备	医师准备:穿工作服,戴口罩,帽子,洗手
	核对床号、姓名,嘱患者并询问药物过敏史、询问患者的出血情况
	测血压、脉搏,稳定患者情绪,必要时使用镇静剂
	用物准备:光源、额镜、前鼻镜、枪状镊、压舌板、棉片、纱布、凡士林纱条、吸引装置、剪刀、1% 麻黄素液、1% 丁卡因液、后鼻孔栓子
操作过程	简要询问病史(外伤史、鼻腔手术史、心血管疾病、血液病等);鉴别呕血及咯血[1]
	患者取坐位[2]
	医师与患者距离 25~40cm

续表

操作过程	光源置于患者耳后上方约 15cm
	调节额镜双球关节的松紧度
	调整额带至适合头围大小
	对光于患者鼻尖位置,瞳孔、镜孔、反射光焦点和检查部位成一直线,另一眼不闭[3]
	先将前鼻镜的两叶合拢伸入鼻前庭,鼻镜不能超过鼻阈,两叶轻轻张开,抬起鼻翼,退镜时不能夹住鼻毛
	使用枪状镊将麻黄素丁卡因棉片收缩鼻腔和麻醉
	按第一位置、第二位置、第三位置检查鼻腔
	观察并描述鼻甲黏膜有无肿胀、糜烂、出血点,注意各鼻道中有无新生物
	观察鼻腔出血的部位,程度、颜色、性质(点状或者弥漫性出血)
	如为点状出血,可采用硝酸银、激光、微波、射频等烧灼
	仍不能止血者,行前鼻孔填塞,并告知患者让其知情同意
	前鼻孔凡士林纱条填塞:将纱条双叠约 10cm,短头在鼻腔上部,长头在鼻腔底部,形成"口袋",在"口袋"中自上而下"之"字形填紧鼻腔。
	前鼻孔未见出血后,压舌板压舌检查口咽部,有无血液经后鼻孔从咽后壁流下
	同法检查对侧鼻腔
	止血成功后,擦拭颜面部,告知患者填塞时间不超过 3d,并注意鼻腔滴药
	如果此时止血不成功,行前后鼻孔联合填塞[4]
	止血仍不成功需行血管结扎、血管栓塞等进一步处理[5]
	鼻腔填塞物在 48~72h 内取出
	完善血常规、凝血功能、肝肾功能检查、影像学检查、鼻内镜等检查,进一步明确出血原因[6]
	注意观察患者生命体征及鼻腔再出血
	整理用物,洗手并记录鼻腔填塞时间、填塞物的类型及数量

疑点导航:

1. 鼻出血、咯血和呕血的鉴别　从病史、出血前症状、血液性状、血液排出方式进行鉴别。

(1) 鼻出血:从前鼻孔或经后鼻孔流入口咽吐出,色鲜血。

(2) 呕血:由消化道溃疡、食管静脉曲张等胃、食管疾病所致,呕血前常先发生上腹疼痛、饱胀不适,由呕吐引起,呈咖啡色,可伴有胃内容物,食管出血可呈鲜红或暗红色,剧烈时也可从口鼻涌出。

(3)咯血:由气管、支气管及肺部疾病所致,咯血前常有喉痒、咳嗽、胸闷,咳嗽后经口吐出,呈暗红色或者鲜红色,混有气泡或痰液。

2. 体位 一般出血或小量出血者取坐位或半卧位,大量出血疑有休克者,应取平卧位。

3. 检查时不过度弯腰扭颈而迁就光源进行鼻腔检查。

4. 当明确为鼻腔后端出血、鼻咽部出血或者前鼻孔填塞仍有鼻出血时,行前后鼻孔联合填塞。1%丁卡因液行鼻腔及口咽部表面麻醉后进行,小号导尿管从出血侧鼻腔插入达口咽部,用止血钳将导管取出口腔,左手回抽导尿管和引线,右手示指(或器械)将栓子嵌入后鼻孔,拉紧尖端引线。另用凡士林纱条行前鼻孔填塞,将尖端侧两根引线系在纱布或橡皮管上,固定于鼻翼处,注意保护鼻翼及鼻小柱皮肤。后鼻孔栓子底端侧的引线自口腔引出,固定在唇旁,以便以后取出栓子。亦可使用12F气囊导尿管从出血侧鼻腔插入达鼻咽部,将气囊充气8~12ml,压迫鼻咽部,再行前鼻孔填塞。

5. 鼻出血的常见处理方法

(1)一般处理:情绪紧张和恐惧者,应予以安慰、镇静,取坐位或半卧位,嘱患者用手指捏紧两侧鼻翼,用浸以1%麻黄素生理盐水或0.1%肾上腺素的棉片置入鼻腔暂时止血,以便寻找出血部位。疑有休克者,按抗休克治疗。

(2)止血:点状出血可采用烧灼法。当前鼻孔法未能奏效、明确为鼻腔后端或鼻咽部出血时,则联合后鼻孔填塞法。对烧灼法及填塞法未能奏效的严重出血者可采用血管结扎法,还可采用更为准确、快速、安全可靠的血管栓塞法。

(3)全身及对因治疗。

6. 鼻出血的病因

(1)局部因素

1)外伤或医源性创伤:如鼻骨、鼻中隔或鼻窦骨折、挖鼻或用力擤鼻、鼻腔及鼻窦手术、经鼻插气管插管或鼻饲管等。

2)炎症:各种鼻腔和鼻窦的感染,均可损伤黏膜血管而出血。

3)肿瘤:良性肿瘤如内翻性乳头状瘤、血管瘤、鼻咽纤维血管瘤。恶性肿瘤如鼻-鼻窦癌或鼻咽癌。

4)其他:如鼻中隔偏曲、鼻腔异物等。

(2)全身因素

1)急性发热性传染病:流行性感冒、出血热、麻疹、疟疾、鼻白喉、伤寒和传染性肝炎等。

2)心血管疾病:高血压、血管硬化和充血性心力衰竭等。

3)血液病:如血友病、白血病、纤维蛋白形成障碍、异常蛋白血症、血小板减少性紫癜、再生障碍性贫血等。

4）营养障碍或维生素缺乏：维生素 C、维生素 K、维生素 P 或钙缺乏。

5）肝、肾等慢性疾病和风湿热等。

6）中毒：磷、汞、砷、苯等化学物质或者长期服用水杨酸药物易致鼻出血。

7）遗传性出血性毛细血管扩张症。

8）内分泌失调。

四、常见并发症及处理

1. **感染** 可能出现鼻腔鼻窦感染、急性化脓性中耳炎，甚至鼻咽脓肿、颅底骨髓炎和脑膜炎。应进行如下处理：

（1）无菌操作。

（2）填塞纱条留置期间应给予抗生素。

（3）填塞时间一般不超过 3 天。

2. **鼻心反射及鼻肺反射**

（1）停止操作，平卧，监测患者生命体征。

（2）尽量在丁卡因鼻腔表面麻醉下进行。

（3）注射阿托品。

（4）严重者出现心肌梗死和脑血管意外或突发性反射性心脏骤停时，立即心肺复苏。

3. **局部组织损伤**

（1）熟悉鼻部解剖，避免盲目操作导致医源性损伤。

（2）避免由于填塞压力过大或时间太长导致鼻腔及邻近部位缺血坏死。

4. **咽部异物感、呼吸困难** 纱条后坠会致咽部异物感、后鼻孔栓子滑脱坠入喉咽可阻塞呼吸道，而出现呼吸困难。可系紧后鼻孔栓子尖端引线防止滑脱；出现咽部异物感或呼吸困难时，迅速检查口咽部，取出填塞物。

五、临床情景实例与临床思维分析

临床情景实例 1 患者，男性，53 岁，右侧鼻腔出血 20 分钟就诊。起床后无明显诱因右侧鼻腔出血，自行在家用棉球填塞鼻部，压迫、冷敷等处理无效。步行入院。查体：血压 130/85mmHg，右侧鼻腔出血较剧，咽后壁可见鲜红色血液流向口咽部。请为其处理。

临床思维分析：掌握鼻腔出血的处理。出血剧烈经压迫、冷敷无效者符合前鼻孔填塞的适应证。注意止血后行病因治疗。

临床情景实例 2

（1）男性，22 岁，反复左侧鼻腔出血 3 年，再发出血半小时就诊。3 年来出血量较少,半小时前擤鼻后再发出血,患者压迫双侧鼻翼 15 分钟未能止血,急诊步行入院。查体:大量血液从鼻腔及口腔流出,请为其行急诊处理。

(2) 前鼻镜检查发现左侧鼻腔鼻中隔中段下方一颜色鲜红的肿物,出血。请进一步处理。

临床思维分析: ①出血剧烈,监测患者生命体征,立即行前鼻镜检查查找出血部位;②患者为鼻腔肿瘤出血可能,虽然出血部位明确,但出血较为剧烈,先考虑行前鼻孔填塞;③根据肿瘤的部位、大小、性质行进一步治疗,达到病因治疗的目的。

临床情景实例 3 患者,女性,68 岁,上腹部疼痛 6 个月,诊断为"胃癌"。行胃癌根治术后第 3 天,胃肠减压管内(通过右鼻孔)可引出暗红色血液,量约 50ml。有咳嗽,但无痰中带血,未予处理可渐缓解。但夜间翻身后突然出现口鼻出血,色红,请予处理。

临床思维分析: ①经鼻插胃肠减压管、经鼻气管插管损伤鼻腔黏膜是鼻出血病因之一;②该病例需要鉴别是鼻出血或胃吻合口出血;注意鼻出血和呕血相鉴别。③行前鼻镜检查出血部位,压迫鼻腔或鼻腔滴 1% 麻黄素液止血,固定胃肠减压管鼻腔段,减少对鼻腔黏膜的摩擦,仍不能止血行前鼻孔填塞。

临床情景实例 4 患者,男性,30 岁,颅脑外伤 2 小时。患者昏迷,已经行气管插管,急诊室的心电监护已经接好。颅底 CT 检查报告前颅底骨折。因鼻腔持续流淡红色血水,请处理鼻腔情况。

临床思维分析: 判断有颅底骨折,流淡红色血水,需要取分泌物行葡萄糖定量试验,>1.7mmol/L,可诊断为脑脊液鼻漏。此时为鼻腔填塞的禁忌证。

临床情景实例 5 患者,男性,25 岁,车祸致颅脑外伤 1 小时急诊入院。检查:意识模糊,血压 110/90mmHg,P110 次 /min,静脉通道已经建立,呼吸稍急促,患者双侧鼻孔仍在大量地向外冒血,口咽部可以吸引出大量血性分泌物。颅脑 CT 检查颅底未见骨折,鼻骨粉碎性骨折。神经外科请耳鼻咽喉头颈外科会诊。请急诊行相关处理。

临床思维分析: 意识障碍患者鼻腔出血时,要注意先保持呼吸道通畅,行气道保护,先行气管插管以免出现窒息,再行鼻出血的处理。

临床情景实例 6

(1) 患者,男性,24 岁,鼻塞、反复鼻腔出血 3 天。前天已在外院行鼻腔填塞,未再发出血,来我院复诊,请行相关处理和后续相关处理。

(2) 取出纱条后再发出血,请继续处理。

临床思维分析: 鼻腔填塞时间一般不超过 3 天,需要取出纱条。取出前应预见有再发出血可能,准备好止血器械和物品。再发出血应立即再行鼻腔填塞,或在鼻内镜下取出填塞物及止血。

临床情景实例 7

（1）患者，男性，68 岁，反复鼻出血 4 天就诊。既往体健。现患者出血较为剧烈，步行来院就诊，请相关处理。

（2）行前鼻孔填塞时患者突然从椅子上滑下，呼之不应，面色苍白，出冷汗，脉搏低缓，请立即处理并解释其可能原因。

临床思维分析：①该患者反复出血 4 天，现在出血剧烈应立即行前鼻孔填塞，如果仍有出血应考虑前后鼻孔联合填塞；②考虑患者出现鼻心反射，应立即停止操作，严重者出现突发性反射性心脏骤停，立即心肺复苏。除外低血糖晕厥及心源性猝死。

临床情景实例 8

（1）患者，女性，41 岁，反复鼻出血 10 天。在外院行双侧前鼻孔凡士林纱条填塞 7 天，请行相关处理。

（2）取出凡士林纱条后未再发鼻出血，检查可见鼻中隔穿孔，请记录检查情况并和患者沟通。

临床思维分析：①鼻腔凡士林纱条填塞一般不能超过 3 天，应在准备好止血器械和物品下拔出填塞物。②取出填塞物应检查鼻腔情况，记录取出填塞物类别、数量；鼻腔有无出血、粘连及分泌物；鼻腔黏膜是否糜烂；鼻中隔有无血肿、脓肿及穿孔。记录鼻中隔穿孔部位、大小。③告知患者鼻中隔穿孔与鼻腔填塞时间长引发感染、压迫致局部缺血坏死有关；可能出现鼻腔出血、结痂及呼吸时"哨鸣声"，可以手术治疗修复鼻中隔穿孔。

临床情景实例 9

（1）患者，男性，62 岁，鼻腔出血 4 小时急诊入院。既往有高血压病史，未规律药物治疗。体格检查：血压 180/95mmHg，急性面容，神志清楚，检查合作，鲜血从口鼻涌出。请急诊处理。

（2）行前鼻孔填塞后可见大量鲜血从口咽部流出，请进一步处理。

临床思维分析：①高血压患者，药物降血压治疗。未降血压时应慎用麻黄素止血；②降血压同时行前鼻孔填塞，仍达不到止血效果时可以采用前后鼻孔联合填塞法；③若仍不能止血，可采用血管结扎或者血管栓塞等方法。

临床情景实例 10

（1）患者，女性，49 岁，左侧鼻腔鼻塞，涕中带血 3 个月，请行鼻腔检查。

（2）检查发现左侧中鼻道一暗红色新生物，为了明确诊断，拟行活检，请完善活检前准备。

（3）活检时出现鼻腔大出血，请行止血处理。

临床思维分析：①先进行前鼻镜检查，发现左侧鼻腔肿物。②行新生物活检前，应行影像学检查，排除鼻腔血管瘤和脑膜脑膨出，排除凝血功能障碍；活检前应取得患者知情同意;准备能锐性切除组织活检钳,避免组织受挤压;做好鼻腔止血的准备。③鼻腔出血行前鼻孔填塞,压迫止血。

临床情景实例 11

患者,女性,50 岁,左侧鼻腔反复出血 3 天入院,已经行前后鼻孔联合填塞 2 天,夜间突发咳嗽、呼吸困难。查体:患者坐位,鼻腔及口咽部未见出血,吸气时呼吸困难,可闻及喉鸣声,能配合检查,口唇及甲床无明显发绀。请迅速处理。

临床思维分析:根据症状和体征,患者为二度喉阻塞,可先查找病因。若已经行前后鼻孔联合填塞术,突发喉阻塞时,则应立即检查后鼻孔栓子引线,排除栓子滑脱入咽、喉部引起喉阻塞。若为该原因,立即取出栓子,解除喉阻塞。

临床情景实例 12 患者,男性,60 岁,鼻咽癌放疗后 2 个月,鼻出血 20 分钟,检查可见患者鼻腔、口咽部大量鲜血,急性病容,贫血貌,呼吸急促,神志清。血常规:血红蛋白 70g/L。请在急诊抢救室急诊处理。

临床思维分析:患者为鼻咽癌放疗后突发大出血,鼻咽部出血应采用后鼻孔填塞,可就地取材使用气囊导尿管充气后压迫鼻咽部,达到快速止血的目的。

(石大志 罗志强)

第十五章	# 鼻中隔血肿、脓肿切开引流术 Drainage of Nasal Septal Hematoma and Nasal Septal Abcess

一、适应证

1. 各种原因形成较大鼻中隔血肿者。
2. 各种原因形成鼻中隔脓肿者。

二、禁忌证

1. 凝血功能障碍者或严重血液病者。
2. 严重心脏病者。

三、标准操作规程

见表 15-1。

表 15-1　鼻中隔血肿、脓肿切开引流术标准操作规程

准备	医师准备:穿工作服,戴口罩、帽子,七步法洗手
	核对患者信息:姓名、性别、年龄、床号、住院号等
	取得患者和/或家属知情同意并签名
	用物准备:额镜、光源、前鼻镜、枪状镊、1% 丁卡因液、盐酸肾上腺素注射液、2% 利多卡因注射液、5ml 注射器、凡士林纱条、15 号刀片、脓肿切开包、鼻内镜、吸引器等
操作过程	简要询问病史,了解病因[1-2](包括外伤史、鼻腔手术史、心血管疾病、血液病等)
	患者取坐位,儿童或全麻者取仰卧位
	医师保持正坐位,戴好额镜,对光,保持双眼单视,或鼻内镜下手术
	检查双侧鼻腔,明确血肿或脓肿范围[3]
	碘伏消毒鼻周皮肤
	1% 丁卡因及肾上腺素棉片行鼻腔黏膜收缩及麻醉,2% 利多卡因局部浸润麻醉
	左手持前鼻镜或鼻内镜,右手持刀,在血肿或脓肿下方切开黏骨膜[4]

续表

	清除血块或脓液,清除死骨及坏死组织[5]
	抗生素液冲洗术腔[6]
操作过程	对合鼻中隔黏软骨膜及黏骨膜[7]
	凡士林纱条填塞双侧鼻腔或橡皮引流[8]
	术后整理用物,洗手并记录
	操作结束后向患者和/或家属交代检查及处理情况[9]

疑点导航:

1. 鼻中隔血肿是指鼻中隔黏软骨膜或黏骨膜下积血,可由鼻中隔术中止血不完全或者术后患者剧烈喷嚏、擤鼻等导致;也可为鼻外伤后鼻中隔血管破裂而黏软骨膜或黏骨膜保持完整,而形成血肿;也可为鼻中隔血管自发破裂出血,形成血肿,此种情况少见,多见于血液病患者,如血友病、紫癜等。

2. 鼻中隔脓肿多发生于鼻中隔软骨部,常为鼻中隔血肿继发感染形成;也可为邻近组织感染波及,如切牙根尖脓肿、鼻疖等;偶可继发于某些急性传染病,如流行性感冒、猩红热等。一般表现为鼻中隔双侧对称性隆起,单侧者少见;也可先发于鼻中隔一侧,后因毒素侵蚀和营养障碍,致鼻中隔软骨坏死,使脓肿向双侧扩散,引起两侧重度鼻塞。检查触之质软、有波动,触痛明显。

3. 鼻中隔血肿多表现为双侧鼻塞、头痛、鼻梁处有压迫感,检查可见鼻中隔一侧或双侧半圆形隆起,黏膜颜色正常或呈暗红色,表面光滑,触之柔软,穿刺抽吸可见暗红色血液。鼻中隔血肿感染后导致鼻中隔脓肿,出现局部红肿疼痛,鼻尖触痛明显,全身可有寒战、发热等全身性的炎症表现。检查可见鼻中隔一侧或双侧对称性肿胀,质软、有波动,触痛明显,穿刺抽吸有脓,血常规检查可见白细胞计数增高。鼻窦 CT 扫描可明确鼻中隔血肿或脓肿范围。

4. 较小鼻中隔血肿,穿刺抽吸即可,不需要切开。较大血肿,必须切开清除。鼻中隔脓肿确诊后,应及早切开排脓。一般在血肿或脓肿的最下方作一平行于鼻底的切口,以利引流;也可在血肿或脓肿最隆起处作垂直切口;或在血肿或脓肿前、下方作一"L"形切口,并清除血肿及脓肿;如为鼻中隔手术后患者,从原切口撑开进入。

5. 术前应向患者说明,鼻中隔血肿的及时处理是预防鼻中隔脓肿及其并发症发生的关键,鼻中隔脓肿更应及早行切开排脓,可防止鼻中隔软骨的破坏,脓肿引流越早,鼻中隔软骨发生坏死的部分越小,形成鞍鼻、鼻中隔穿孔的机会也越少。鼻中隔脓肿除了清除脓液外,还要彻底清除坏死组织及死骨,并留置橡皮条引流,以防复发。

6. 鼻中隔脓肿清除干净后，留取脓液作细菌培养及药敏试验，并用抗生素溶液冲洗脓腔。不论是鼻中隔血肿还是脓肿，都应全身应用抗生素预防感染，并待细菌培养及药敏试验结果回报后，换用敏感抗生素。

7. 清除鼻中隔血肿要彻底，并观察有无新鲜出血点，如有则应彻底止血，注意不要损伤对侧黏软骨膜及黏骨膜，否则可导致鼻中隔穿孔。术后应对合黏软骨膜及黏骨膜，填塞纱条，消灭空腔。

8. 鼻中隔血肿引流后，双侧鼻腔应对称性填塞凡士林纱条，并在 24h 后分次抽出，观察血肿有无再形成。鼻中隔脓肿引流后，不用凡士林纱条填塞鼻腔，而留置橡皮条引流，以防脓肿复发；橡皮引流条应于 24h 后取出，若引流分泌物较多，仍需用抗生素液每日冲洗一次，并更换引流条，至分泌物消失为止。

9. 鼻中隔穿孔、鼻小柱塌陷或鞍鼻者，炎症消退 2~3 个月后，二期行鼻整形手术。

四、常见并发症及处理

1. **出血** 行鼻中隔黏膜切开时，可出导致鼻腔出血，一般出血不多，用凡士林纱条填塞鼻腔即可，必要时采用双极电凝止血。

2. **鼻中隔穿孔** 切开鼻腔黏膜过程中，或者清除鼻中隔血肿、脓肿时，易损伤对侧鼻中隔黏软骨膜及黏骨膜，而导致鼻中隔穿孔，待炎症消退后，行鼻中隔穿孔修补术。

3. **鼻腔粘连** 鼻黏膜损伤过多，或鼻腔黏膜损伤后紧密接触，均可导致鼻腔粘连。术中应注意保护鼻腔黏膜，术后使用麻黄素收缩黏膜，以防粘连。如有粘连，待伤口愈合后再予以分开。

五、临床情景实例与临床思维分析

临床情景实例 1

（1）患者，男性，20 岁，鼻部红肿、疼痛 5 天，加重伴左侧鼻塞 1 天，请检查。

（2）前鼻镜检查左鼻前庭充血、红肿，顶端可见白色脓点，1% 麻黄素收缩鼻腔黏膜效果差，鼻中隔左侧前端膨隆，触之质软，有波动，触痛明显。请给出诊断及处理。

（3）予隆起最低点平行鼻底切开黏软骨膜后，见白色脓性分泌物溢出，请继续处理。

临床思维分析：①鼻中隔脓肿可为邻近组织感染波及，如鼻前庭炎、鼻疖等，可先发于鼻中隔一侧，若处理不及时，可使脓肿向两侧扩散；②征得患者及家属同意后，行鼻中隔脓肿穿刺，确定诊断后再行鼻中隔脓肿切开引流术；③在处理鼻中隔脓肿的同时，亦应处理鼻疖等邻近组织病变；④脓肿切开后，予以橡皮条引流,并留取脓液送细菌培养及药敏试验,全身应用广谱抗生素,并根据药敏试验调整抗生素的种类;⑤改掉挖鼻的习惯。鼻部感染性疾病,应及时治疗。

临床情景实例 2

(1) 患者,女性,40 岁,鼻中隔黏膜下矫正术后第 2 天,拔除纱条后发现双侧鼻中隔膨隆,请予处理。

(2) 拆除鼻中隔缝线后,从原切口进入,见术腔内大量血凝块。吸除血块后,见鼻底一搏动性出血。请继续处理。

临床思维分析:①鼻中隔血肿可由鼻中隔术中止血不完全,或者术后患者剧烈喷嚏、擤鼻等导致;②可经原切口进入,清除血凝块及碎骨片,仔细寻找可能的出血点并彻底止血,术后不再缝合切口,用凡士林纱条均匀填塞双侧鼻腔,24 小时后抽出;③鼻中隔血肿清除后,全身应用抗生素预防感染。

临床情景实例 3

(1) 患者,男性,30 岁,被打伤后鼻部疼痛、鼻塞 5 小时,请予检查。

(2) 检查见鼻部青紫,左侧鼻梁塌陷,鼻中隔前部膨隆。请继续检查。

(3) 鼻骨 CT 示:左侧鼻骨骨折,鼻中隔骨折、右侧偏曲,鼻中隔血肿形成。请你处理。

临床思维分析:①鼻外伤后鼻中隔血管破裂而黏软骨膜或黏骨膜保持完整,而形成鼻中隔血肿;②若合并鼻中隔骨折、鼻中隔偏曲,可同时行鼻中隔矫正及鼻中隔血肿清除术,切口同鼻中隔矫正术。

临床情景实例 4

(1) 患者,女性,65 岁,电凝止血后右鼻不适、鼻塞 4 天。患者既往有 2 型糖尿病史 10 年,血糖控制不佳。请检查。

(2) 鼻镜下见右鼻中隔利特氏区黏膜隆起,表面糜烂、附白膜,触之质软,无波动。请处理。

(3) 予血肿切开、鼻腔填塞,口服抗生素 3 天后,患者出现寒战、高热、周身不适,鼻痛明显,并向额部放射。请继续处理。

(4) 静脉输注大剂量广谱抗生素控制感染、胰岛素控制血糖、抗生素冲洗术腔等治疗后,患者病情控制,但遗留鼻中隔穿孔。请分析。

临床思维分析:①物理方法(如高频电刀、双极电凝、射频、微波、激光等)治疗鼻出血,是一种简单、有效的方法。但物理治疗可损伤鼻中隔黏膜、软骨膜及鼻中隔软骨,在修复过程中,可引起鼻中隔血肿或脓肿;②鼻中隔脓肿如治疗不及时,感染可向周围或颅内蔓延,产生严重的并发病,如眶蜂窝织炎、急性上颌骨骨髓炎、脓毒血症、海绵窦血栓性静脉炎、脑膜炎和脑脓肿等并发症;③鼻中隔脓肿可经静脉、淋巴管、嗅神经鞘膜间隙向颅内蔓延,也可经手术、骨折、局部病变或先天性缺损而直接侵犯,还可经血行感染;④在治疗脓肿的同时,还应控制糖尿病,增强身体的抵抗力等;⑤鼻中隔脓肿可使鼻中隔软骨受压,血液供给障碍,导致软骨坏死,表现为鞍鼻、鼻中隔穿孔等,后期可进行二期整形。

(刘　岩　黄远见)

<table>
<tr><td></td><td>

第十六章

</td><td>

鼻腔、鼻窦活检术
Biopsy of Nasal Cavity and Nasal Sinus

</td></tr>
</table>

一、适应证

1. 明确诊断鼻腔、鼻窦内肿瘤。
2. 鼻腔、鼻窦特异性感染的诊断。

二、禁忌证

1. 怀疑为脑膜脑膨出或鼻咽纤维血管瘤疾病。
2. 严重的心脑血管疾病者。
3. 有明显出血倾向疾病者。

三、标准操作规程

见表 16-1。

表 16-1　鼻腔、鼻窦活检术标准操作规程

准备	医师准备:戴口罩、帽子,洗手,穿工作服,戴手套
	核对患者信息(姓名、性别、年龄等)和影像学资料及血液检查结果[1]
	告知患者操作的目的和过程,并征得知情同意[2]
	用物准备:耳鼻咽喉头颈外科诊疗台、鼻内镜系统[3]、不同视角镜头、吸引器、凡士林纱条、纱布、棉片、枪状镊、活检钳、弯盘、络合碘、1% 丁卡因、1% 麻黄碱等
操作过程	患者取平卧位[4]
	以前鼻孔为中心予以消毒铺巾
	医师站在患者头部右侧
	麻醉:左手持鼻内镜,右手持枪状镊,1% 丁卡因棉片行鼻腔表面麻醉[5]
	可根据情况选择中鼻道或下鼻道径路进行检查,也可直接先检查可疑病变部位,检查中可根据需要交替使用不同视角的窥镜反复检查
	经下鼻道进镜[6] 可依序检查下鼻甲前端、下鼻甲全表面、下鼻道、鼻泪管开口、上颌窦副口及鼻中隔。到达鼻咽部后,再经蝶筛隐窝、中鼻道退出

操作过程	检查鼻腔黏膜大体情况,有无充血、苍白水肿、萎缩、糜烂、血管扩张
	鼻腔有无异常分泌物,其部位、性状、来源
	检查各鼻窦开口鼻道情况:鼻泪管开口,窦口鼻道复合体,蝶筛隐窝,嗅区
	鼻腔鼻道是否有新生物,其性状、来源、范围、触碰反应,周围情况
	鼻咽部结构是否对称,有无溃烂、隆起新生物,表面是否有血迹,咽隐窝是否饱满,咽鼓管咽口是否狭窄闭塞
	清理周边分泌物和坏死组织,充分暴露活检目标部位[7]
	用锐利的咬切钳[8]切取病变部位深部组织[9],多点取样
	取出标本应根据要求处理尽快送检
	鼻内镜下检查有无鼻出血,充分止血,必要时予以鼻腔填塞
	操作结束后注意有无并发症[10],整理用物
	脱手套,洗手
	向患者交代检查情况,书写操作记录

疑点导航:

1. 核对患者术前的影像学资料及血液检查,初步排除鼻咽纤维血管瘤和脑膜脑膨出,排除出血倾向性疾病。

2. 鼻腔、鼻窦活检术是一项有创操作,可能出现出血、感染、需要多次取病理检查才能明确诊断等情况,告知患者术中的操作目的和方法。消除患者的紧张情绪。

3. 鼻腔、鼻窦活检术根据病变位置可选择在前鼻镜或鼻内镜下操作。因鼻内镜具有光亮度强、视野广的特点,并且鼻窦活检时能直接开放鼻窦活检,通常选择在鼻内镜引导下操作。

4. 对于部分特殊情况,如平卧位有困难的可取坐位或半坐位。

5. 检查前用 1% 丁卡因棉片麻醉鼻腔黏膜,棉片上可加少许血管收缩剂如 1% 麻黄碱或 0.1% 肾上腺素。小儿、需要行鼻窦活检或需要进一步治疗者可选择全麻。待全麻后,再消毒铺巾。

6. 也可选择经中鼻道进镜检查,依次找到中鼻甲、钩突、筛泡、半月裂、筛漏斗、上颌窦开口、蝶筛隐窝,向后进入鼻咽部,退镜时可经下鼻道同时检查上颌窦副口和鼻泪管开口。检查毕,退出鼻腔,并按同法检查对侧。

7. 需要在鼻窦内活检者,先行鼻窦开放手术后暴露病变取材,也可根据快速冰冻病理结果进一步治疗。对于上颌窦病变可采用上颌窦穿刺活检。

上颌窦穿刺活检操作:患者坐位,1% 丁卡因棉片麻醉鼻腔黏膜(棉片上可加少许血管收缩剂如 1% 麻黄碱或 0.1% 肾上腺素),置入下鼻道鼻腔外侧壁。在前鼻镜窥视下,将带有针芯的上颌窦穿刺针尖端引入距下鼻甲前端 1~1.5cm 的下鼻甲附着处的鼻腔外侧壁(注意针尖斜面朝鼻中隔),一手固定患者头部,另一手拇指、示指和中指持针,掌心顶住针之后端,使针尖朝向同侧外眦外侧,稍用力钻动即可穿通骨壁进入窦内,此时有一"落空"感,表明针已进入窦腔;拔出针芯,接上注射器回抽进行活检。

8. 为了避免组织挤压影响病理检查,选用锐利咬切器取材。

9. 若为溃疡型病变或为真菌感染部位,应该根据情况在溃疡的边缘和与真菌团块接触处取材。

10. 操作过程中,应询问表面麻醉患者有无不适、能否耐受,密切观察其生命体征。

四、常见并发症及处理

1. **鼻出血** 操作前应排除出血性疾病和鼻咽纤维血管瘤可能,告知患者配合检查。动作轻柔,充分麻醉及黏膜收缩后操作。一旦发生鼻出血,在鼻内镜下填塞止血或激光、微波、电凝止血。

2. **药物反应** 使用丁卡因作为鼻腔黏膜表面麻醉药物时,严密观察中毒反应和过敏反应发生,严格控制用药剂量,尽量避免吞咽药物。发生不良反应立即处理。

五、临床情景实例与临床思维分析

临床情景实例 1 患者,女性,56 岁,右侧鼻塞 3 年,加重 1 个月。伴有面部胀痛,溢泪。前鼻镜检查可见右侧鼻腔狭窄,可见来源于中鼻道暗红色新生物,呈分叶状,触之易出血,上颌窦区压痛。左侧鼻腔未见明显异常。已行入院常规检查无明显异常,鼻腔鼻窦 CT 检查见图 16-1,为明确诊断,请行鼻腔活检术。

临床思维分析:患者右侧鼻塞 3 年,右侧鼻腔狭窄,可见来源于中鼻道暗红色新生物,呈分叶状,触之易出血,上颌窦区压痛,排除禁忌证后行鼻腔活检术明确诊断。

临床情景实例 2 患者,男性,9 岁,右侧鼻塞 9 年,流清涕 5 天。患者自幼右侧鼻塞,近 5 天来出现右侧鼻腔流清水样鼻涕,低头或用力时加重。前鼻镜检查发现右侧鼻腔内灰白色新生物,请行诊断。

临床思维分析:根据患者自幼右侧鼻塞、近 5 天来出现右侧鼻腔流清水样鼻涕病史,要注意脑膜脑膨出可能。应完善鼻内镜检查,收集清水样鼻涕,检测证实是否为脑脊液,行 CT 及 MRI(图 16-2)检查辅以诊断。未能排除脑膜

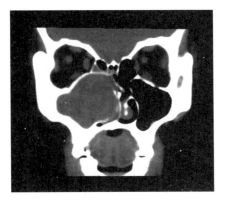
图 16-1　患者鼻腔鼻窦 CT 片

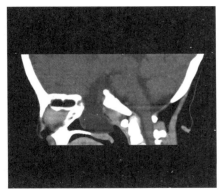
图 16-2　患者 CT 检查片

脑膨出之前不能行鼻腔鼻窦活检。

　　临床情景实例3　患者,男性,16岁,反复鼻出血伴鼻塞半年。鼻塞呈持续性、渐进性加重,近 1 个月逐渐出现双耳闷胀感伴听力下降。前鼻镜检查见双鼻腔后段暗红色新生物,表面附有血迹;间接鼻咽镜见鼻咽部暗红色新生物;鼻内镜检查可见鼻腔后端及鼻咽部红色新生物(图 16-3,彩图见文末彩插)。请明确诊断。

　　临床思维分析:根据患者青年男性、反复鼻腔出血病史及鼻内镜检查,

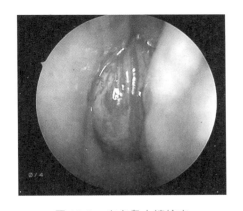
图 16-3　患者鼻内镜检查

初步诊断"鼻咽纤维血管瘤",鼻腔鼻窦的增强 CT 和 MRI 检查是该病最有效的诊断方法。应避免盲目行鼻腔活检术。

　　临床情景实例4　患者,男性,63岁,左侧鼻腔恶臭异味 1 个月就诊。查体:患者全身多处皮肤大片青紫,前鼻镜检查见左侧鼻腔狭窄,鼻道内可见菜花样新生物,表面脓血性分泌物,其内结构窥视不清,CT 检查报告左侧鼻腔上颌窦占位,请行鼻腔鼻窦活检术以明确诊断。

　　临床思维分析:患者为老年男性,单侧鼻腔恶臭异味 1 个月,鼻道内可见菜花样新生物,表面脓血性分泌物,应考虑为鼻腔鼻窦恶性肿瘤。鼻腔鼻窦活检术可明确诊断,但患者全身多处皮肤大片青紫,有出血倾向,应进一步检查排除血液疾病才能行鼻腔鼻窦活检术。

　　临床情景实例5　患者,男性,71岁,右侧鼻腔流脓血 3 个月就诊。既往

有高血压、冠心病8年。检查：患者气促，呼吸26次/min，血压180/110mmHg。发现右侧鼻腔一菜花状新生物，触之易出血，入院血液检查未见明显异常，拟行鼻腔鼻窦活检明确诊断。

临床思维分析：患者老年男性，右侧鼻腔流脓血3个月入院。发现右侧鼻腔一菜花状新生物，触之易出血，完善鼻内镜检查及影像学检查后应行鼻腔鼻窦活检术，活检前要注意患者心功能，严重的心脑血管疾病者鼻腔鼻窦活检应慎重。

临床情景实例6 患者，男性，55岁，左侧鼻腔反复出血10天就诊。鼻内镜检查发现左侧鼻腔鼻中隔来源新生物，其上覆盖大量坏死组织，已经行鼻腔活检术。术后病理结果为坏死组织，请分析原因及和患者沟通。

临床思维分析：左侧鼻腔反复出血10天入院，鼻内镜检查发现左侧鼻腔鼻中隔来源新生物，其上覆盖大量坏死组织，初步诊断"鼻腔淋巴瘤"。取活检时应该清理周边分泌物和坏死组织，充分暴露活检目标部位，避免只取坏死组织。和患者沟通需要再次活检或反复活检以明确诊断。

临床情景实例7 患者，男性，32岁。左侧鼻腔新生物取活检术后，鼻腔出血明显，请处理。

临床思维分析：鼻腔鼻窦取活检术前应做好鼻腔止血的准备，按出血程度及出血部位进行相应的处理。

临床情景实例8 患者，女性，49岁，因鼻塞及鼻外观畸形3年就诊。检查可见双侧鼻前庭、鼻中隔前端多发结节增生，无痛，质硬，鼻中隔穿孔，鼻尖部塌陷。请为该患者明确诊断。

临床思维分析：患者出现鼻塞及鼻外观畸形病史较长，在鼻腔前端可见无痛性多发结节增生，质地较硬。根据病史及临床表现，初步诊断为"鼻硬结病"。行细菌培养鼻硬结杆菌及鼻腔活检发现鼻硬结细胞（Mikulicz细胞）和拉塞尔小体（Russel小体）可以确诊，但有时需要反复进行活检。

临床情景实例9 患者，女性，51岁，因鼻塞、鼻痛2个月入院。既往25年前有"肺结核"病史。检查可见双侧鼻前庭、鼻中隔前端多发溃疡，边缘欠整齐，请为该患者明确诊断。

临床思维分析：患者鼻塞、鼻痛2个月，25年前有"肺结核"病史。双侧鼻前庭、鼻中隔前端多发溃疡，边缘欠整齐。根据病史及临床表现初步诊断为"鼻腔结核"，该病很少见，多继发于其他部位的结核病灶，确诊应依据病理学检查结果。其活检时应注意在溃疡的边缘取材。

临床情景实例10 患者，男性，46岁，右侧面部麻木2个月就诊。检查见右侧上颌窦区隆起，压痛，鼻内镜检查鼻腔见下鼻甲向内侧移位明显，鼻道内未见明显新生物。鼻窦CT检查示右侧上颌窦占位，呈不均匀强化，可见骨质破坏。血液检查未见明显异常,拟行鼻窦活检术,请予以处理。

　　临床思维分析:成人单侧面部麻木,右侧上颌窦区隆起,压痛,鼻内镜检查鼻腔见下鼻甲向内侧移位明显,鼻道内未见明显新生物。鼻窦 CT 检查示右侧上颌窦占位,呈不均匀强化,可见骨质破坏。初步诊断"右侧上颌窦恶性肿瘤",可考虑行上颌窦穿刺活检。

(石大志　李　健)

第 十 七 章

鼻骨骨折复位术
Reduction of Nasal Bone Fracture

一、适应证

1. 鼻骨骨折并伴有移位。
2. 鼻骨骨折致外鼻畸形、通气障碍。

二、禁忌证

1. 鼻骨单纯骨折而无移位。
2. 鼻外伤处于肿胀期。
3. 合并脑脊液鼻漏及其他严重外伤。

三、标准操作规程

见表 17-1。

表 17-1 鼻骨骨折复位术标准操作规程

准备	医师准备:穿工作服,戴口罩、帽子,洗手,戴手套
	核对患者信息
	核对血常规、凝血功能、肝肾功能、心电图、胸片等检查结果
	知情同意并签字
	用物准备:无菌包、吸氧装置、吸引器、鼻骨复位器、前鼻镜、枪状镊、凡士林纱条、棉片、1% 丁卡因液等
操作过程	术前检查,鼻外观无明显肿胀,排除禁忌证 [1]
	术前行鼻骨影像学检查(X 片、鼻骨高分辨率 CT 及三维重建)以明确鼻骨骨折部位、移位方向
	体位:取坐位或仰卧位
	麻醉 [2]
	右手持鼻骨复位器,先用鼻骨复位器在鼻背量出鼻翼至双侧内眦连线之间的长度 [3],并以拇指标示固定

操作过程	右手继续持复位器,经前鼻孔沿鼻顶部进入鼻腔,进入长度依据之前丈量标记
	左手拇指及示指在骨折处施加向下的压力协助复位
	右手向前上方用力抬起骨折部位
	鼻骨复位时左手拇指及示指常能感觉到或听到骨擦音
	双侧骨折时,可用鼻骨复位钳伸入双侧鼻腔至骨折部位的下后方,向前上用力抬起鼻骨,另一手在鼻外协助复位
	复位后仔细观察外形[4],确保鼻骨完全复位[5]
	复位后鼻腔填塞[6],支撑骨折部位
	必要时外鼻须加固定,以资保护
	术后严禁触摸鼻部和擤鼻,尽量不戴有框眼镜
	术后注意观察,须使用抗生素预防感染

疑点导航:

1. 鼻骨骨折合并其他头颅、胸腹部严重外伤需先抢救生命者,暂不施行鼻骨骨折复位术。

2. 麻醉方法　小儿全麻,成人局麻或全麻。1% 丁卡因加麻黄素棉片行鼻腔表面麻醉 3 次,注意棉片置于总鼻道、嗅裂区,小儿全麻下进行时须注意维持呼吸道的通畅。

3. 该手术中鼻骨复位器进入过深可损伤筛顶或眶内侧壁,故术中复位器勿超过双内眦连线距离。若出现可疑损伤并发症,需完善相应影像学检查,请神经外科或眼科会诊协助处理。

4. 复位后也可行鼻骨正侧位 X 片验证复位是否完全,否则可再次复位,必要时使用开放式复位。

5. 若闭合式复位不能成功,或骨折伴有开放性伤口需采用全麻下开放式复位,即做一侧内眦部弧形切口,必要时可行两侧内眦部切口并中间连接呈"H"形切口,在直视下根据骨折的情况用电钻穿孔,穿以不锈钢丝固定在额骨鼻突、上颌内额突或将两个碎骨片相连接。

6. 复位后用凡士林纱条或膨胀止血棉行单侧或双侧鼻腔填塞,填塞物于72h 后取出。

四、常见并发症及处理

1. **鼻出血**　鼻出血一般于术后填塞可止血。

2. 术后鼻腔粘连 鼻腔粘连较小不影响通气无须特殊处理,否则可在鼻内镜下切除粘连带。

3. 筛顶及眼眶损伤 鼻骨复位器进入过深可损伤筛顶或眶内侧壁,故术中复位器勿超过双内眦连线距离。若出现可疑损伤并发症,需完善相应影像学检查,请神经外科或眼科会诊协助处理。

4. 感染 无菌操作不严格、鼻腔填塞等因素可继发感染,出现发热、鼻腔流异味分泌物等感染症状时,及时使用抗生素并取出填塞物。

五、临床情景实例与临床思维分析

临床情景实例 1 患者,男性,52 岁,车祸外伤致鼻部塌陷畸形 1 小时就诊。体格检查:一般情况可,生命体征平稳,外鼻塌陷,无明显肿胀,鼻腔顶部塌陷,无活动性出血,已完善鼻骨 CT 检查(图 17-1、图 17-2),如下图所示,请予以鼻骨骨折复位术。

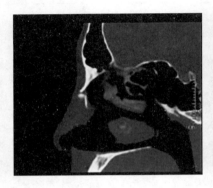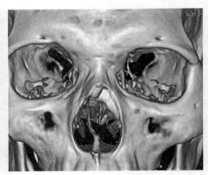

图 17-1 患者鼻骨 CT 片　　图 17-2 患者鼻骨 CT 三维重建片

临床思维分析:根据病史及影像学检查,可见鼻骨明显塌陷,需要手术复位,合并有鼻中隔骨折时,要检查有无鼻中隔血肿、脓肿及穿孔,可同时进行鼻中隔复位。

临床情景实例 2 患者,男性,25 岁,鼻外伤 1 天就诊。专科检查:外鼻软组织稍肿胀,无明显塌陷、歪斜、畸形,鼻腔无出血,鼻中隔无明显偏曲。已行鼻骨 X 片检查,结果显示左侧鼻骨骨折,无明显移位。作为接诊医生如何处理鼻骨骨折。

临床思维分析:鼻骨骨折无明显移位,无须鼻骨复位。

临床情景实例 3 患者,男性,18 岁,鼻部撞伤 5 小时就诊。入院时体格检查:鼻背部肿胀淤青明显,鼻梁左偏,鼻腔黏膜肿胀,无明显出血,请行鼻外伤处理。

临床思维分析:已经明确鼻骨骨折的诊断,鼻骨骨折要求尽早复位。但是出现鼻外观肿胀妨碍术后观察复位效果,视为手术禁忌,该病例应于肿胀消除后再行鼻骨骨折复位术。

临床情景实例 4 患者,男性,35 岁,车祸致鼻部、头颅外伤 4 小时就诊。急诊科行颅脑、鼻部影像学检查,发现硬膜下血肿,双鼻骨骨折,现患者入住神经外科,拟全麻下行开颅取血肿手术。请会诊鼻外伤情况,作为接诊医生,该如何处理。

临床思维分析:患者鼻骨骨折合并颅脑外伤,应先处理危及生命的颅脑外伤,鼻骨骨折复位术可于 2 周内进行。

临床情景实例 5 患者,男性,50 岁,建筑工人,钢管砸中鼻部致鼻外伤伴活动性出血、软组织撕裂半小时就诊。若鼻骨影像学检查显示粉碎性骨折,请行鼻外伤处理。

临床思维分析:鼻骨骨折伴鼻部开放性伤口时可按开放性鼻骨复位治疗。沿开放伤口进入鼻骨,在直视下根据骨折的情况用电钻穿孔,穿以不锈钢丝固定在额骨鼻突、上颌内额突或将两个碎骨片相连接。

临床情景实例 6 患儿,女性,5 岁,鼻部摔伤半小时入院。查体:外鼻塌陷并向左侧歪斜,软组织无明显肿胀,鼻腔无活动性出血,前鼻镜检查不配合,行鼻部影像学检查显示鼻骨骨折并移位。请行鼻骨骨折复位术。

临床思维分析:小儿鼻骨骨折移位需要手术矫正时选择全麻,同样按鼻骨骨折复位操作规程。

临床情景实例 7 患者,女性,30 岁,车祸致鼻部塌陷畸形、鼻腔流清亮液体 5 天就诊。查体:外鼻塌陷歪斜,软组织淤青,无明显肿胀,鼻腔湿润,低头可见清亮液滴,请会诊行鼻骨骨折处理。

临床思维分析:外伤后出现鼻腔流清亮液体,要排除脑脊液鼻漏可能,收集送检,葡萄糖定量 >1.7mmol/L 时,可诊断脑脊液鼻漏,鼻骨骨折合并脑脊液鼻漏时需先治疗后者,否则行鼻腔填塞后可能诱发颅内感染。

临床情景实例 8 患者,男性,30 岁,鼻骨骨折复位术后出现持续性左侧鼻塞 1 个月就诊。查体:外鼻无畸形,左侧鼻腔狭窄,可见中鼻甲与鼻中隔粘连,余无特殊异常,请为患者解决鼻塞行相关处理。

临床思维分析:鼻骨骨折术后鼻腔粘连并发症的处理,可在鼻内镜下行粘连带切除术。

临床情景实例 9 患者,男性,20 岁,鼻外伤致鼻畸形 8 天就诊。查体:鼻外观无肿胀,明显向右侧歪斜,鼻中隔向左侧偏曲,无鼻腔出血。建议患者尽快手术复位时,患者诉受伤后 1 天就诊时医生告知暂不手术,现在又要求尽早手术,表示不理解。请和患者沟通。

临床思维分析：告知患者鼻骨骨折手术时期的选择，已经明确鼻骨骨折的诊断，要求尽早复位，但是出现鼻外观肿胀妨碍术后观察复位效果，视为手术禁忌，待肿胀消退后手术。一般在受伤后 10 天内进行，超过 2 周时因骨痂形成可给复位带来难度。

（敬前程 刘 勇）

第 三 篇

咽喉头颈外科学

第十八章 咽、喉部检查法
Inspection of Pharynx and Larynx

一、适应证

（一）间接喉镜检查适应证

1. 出现咽痛、声音嘶哑、痰中带血、吞咽困难、呼吸困难、言语障碍等症状需要检查喉咽部及喉部的患者。

2. 健康体检者。

3. 喉咽部和喉部的某些治疗、活检及异物取出。

（二）间接鼻咽镜检查适应证

1. 出现鼻塞、鼻涕带血、耳闭塞感、不明原因的颈部肿块及头痛等需要检查鼻咽部及后鼻孔的患者。

2. 健康体检者。

3. 鼻咽部的活检。

二、禁忌证

无绝对禁忌证。

三、标准操作规程

见表 18-1。

表 18-1　咽、喉部检查标准操作规程

准备	医师准备:穿工作服、戴口罩、帽子,洗手
	核对受检者信息（姓名、性别、年龄等）
	取得受检者知情同意
	用物准备:耳鼻咽喉头颈外科诊疗台、光源、额镜、前鼻镜、间接鼻咽镜、间接喉镜、压舌板、纱布、酒精灯、1% 丁卡因等

操作过程	受检者坐位,双腿并拢,检查者与受检者距离 25~40cm
	光源置于受检者耳后上方约 15cm
	戴额镜前调节双球关节的松紧度,使镜面能灵活转动于任何位置,又不至于松滑坠落为宜
	调整额带圈至适合头围大小,保证额镜不晃动
	将额镜带于前额,与光源同侧
	对光:额镜反射光的焦点调节到受检者需要检查的部位;瞳孔、镜孔、反射光焦点和检查部位成一直线,另一眼不闭
	口咽部检查(图 18-1):观察唇黏膜、察牙龈、口腔黏膜、舌、口底、唾液腺开口等情况
	用压舌板压舌前 2/3 处[1],观察硬腭、软腭及悬雍垂是否对称,有无充血、肿胀、溃疡等,并嘱受检者发"啊"声,观察软腭运动情况
	检查腭舌弓、咽腭弓黏膜有无充血和肿胀
	检查扁桃体:注意肿大程度、隐窝表面有无伪膜或角化物,并用另一压舌板挤压腭舌弓,视有无分泌物自隐窝溢出
	间接鼻咽镜检查(图 18-2):体位相同,对光焦点在咽后壁
	将间接鼻咽镜面在酒精灯上加热,在检查者手背上试温,温而不烫
	嘱被检查者平静用鼻呼吸
	左手持压舌板将舌前 2/3 压下,右手持镜(镜面朝上)从左侧口角送至软腭与咽后壁之间[2]
	调整镜面成 45°倾斜,转动镜面[3],观察软腭背面、鼻中隔后缘、后鼻孔及各个鼻甲及鼻道的后端有无充血、粗糙、出血、溃疡、隆起及新生物;观察咽鼓管圆枕、咽鼓管咽口、咽隐窝、腺样体[4]
	如不成功,告知患者可以使用鼻内镜、纤维鼻咽镜或电子鼻咽镜检查
	间接喉镜检查(图 18-3):嘱患者张口,伸舌,用纱布裹住舌前 1/3
	左手拇指和中指捏住舌前部,将其向前下方拉[5]
	示指抵住上唇,以求固定
	右手持间接喉镜,将镜面稍加热
	在手背上试温
	确认不烫手后,将其放入口咽部,镜面向前下
	镜背将悬雍垂和软腭推向后上方
	检查并口述所见结构:舌根、会厌谷、喉咽后壁和侧壁
	嘱受检者发"衣"声,检查会厌喉面、杓间区、杓会厌皱襞、声门、室带、声带、声门下,观察声带运动是否正常[6]
	如不成功,告知受检者可以使用纤维喉镜、电子喉镜检查或者直接喉镜检查
	整理用物,洗手并记录。
	如发现咽、喉部肿物及声带运动受限应行颈部视诊及淋巴结触诊。
	操作结束后向受检者交代检查情况

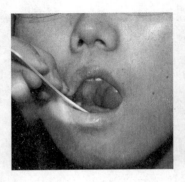
图 18-1　口咽部检查

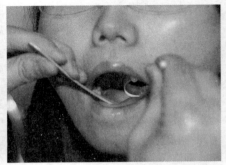
图 18-2　间接鼻咽镜检查

疑点导航：

1. 压舌板置于舌前 2/3，注意不要过分用力压舌，以免引起迷走神经反射，严重者可致心脏骤停。

2. 注意勿碰及咽后壁及舌根，以免恶心影响检查。

3. 检查时需将镜面左右转动和水平移动，以便观察鼻咽全貌。

4. 咽部过于敏感、检查不能合作者，可用1% 丁卡因行表面麻醉后再检查；对鼻咽部暴露

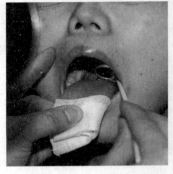
图 18-3　间接喉镜检查

困难者，可用软腭拉钩或细导管将软腭拉起检查；应特别注意鼻咽黏膜有无充血、粗糙、出血、溃疡、新生物以及鼻咽腔两侧是否对称，以便早期发现病变。

5. 检查者用拇指与中指将舌轻轻固定于门齿外，不可过度用力牵拉以免损伤舌底。

6. 不能配合暴露喉腔时，可用1% 丁卡因咽部喷雾麻醉后，让受检者自己拉舌，检查者左手持喉镜，右手持会厌拉钩或弯喉滴管、弯卷棉子等物将会厌拉起，暴露喉腔；应注意镜面影像为倒像，与喉部真实解剖位置前后颠倒；检查时应注意声带有无充血、肿胀、增生、溃疡、新生物，两侧是否对称，有无运动障碍；喉室及声门下区有无肿物，梨状窝有无唾液潴留，杓间区有无溃疡或肉芽等。

四、临床情景实例与临床思维分析

临床情景实例 1　患者，男性，56 岁，咽部异物感 2 个月，声音嘶哑 1 个月就诊。患者 2 个月前以咽部异物感为主，无明显吞咽困难，逐渐加重。请检查

咽喉部情况并记录检查所见。

临床思维分析：①咽部异物感、声音嘶哑患者必须要行口咽部检查、喉镜检查；②口咽部检查、间接喉镜应规范操作；③声音嘶哑的病因可分为炎症、外伤、肿瘤、异物、先天性疾病如喉蹼、声带麻痹、癔症性声音嘶哑及内分泌因素。

临床情景实例 2　患者，男性，50 岁，误咽鱼骨后咽喉疼痛 1 小时就诊。吞咽时疼痛加重，请行相关处理。

临床思维分析：考虑用间接喉镜行喉部检查，易忽略喉咽部检查，漏诊喉咽部异物。可以在间接喉镜下行异物取出，达到治疗目的。

临床情景实例 3　患者，女性，38 岁，教师，渐进性声音嘶哑 6 个月就诊。发声易倦，渐进性加重。患者来耳鼻咽喉头颈外科就诊，作为接诊医师，请行相关处理。

临床思维分析：声音嘶哑应先用间接喉镜检查喉部，结合患者病史及职业特点，声带小结可能性大，声带小结喉镜检查可在声带前中 1/3 交界处有小结样突起，一般为双侧声带对称性生长。治疗包括声带休息、发声训练及手术切除。

临床情景实例 4

（1）患者，男性，61 岁，咳嗽、咳痰半年，声音嘶哑 2 个月就诊。痰中偶尔有带血丝，患者未行诊断和治疗，症状未缓解，近 2 个月出现声音嘶哑，渐进性加重。起病以来消瘦约 10kg。患者来耳鼻咽喉头颈外科就诊，作为接诊医师，请行相关处理。

（2）检查时发现左侧声带固定在旁正中位。

（3）颈部检查可见左侧锁骨上窝颈部淋巴结肿大。请对肿大的淋巴结行相关记录，根据症状和体征，分析目前需要进行哪些检查。

临床思维分析：①声音嘶哑先行间接喉镜检查，排除喉部病变；②应积极寻找声带固定病因，一般可分为中枢性、周围性、喉肌病及功能性。周围性常见于外伤、肿瘤压迫及牵拉（如食管癌、鼻咽癌、纵隔肿瘤、肺癌等）、周围神经炎等；③记录肿大的淋巴结部位、大小、数目、质地、压痛、活动、局部皮肤有无红肿及破溃。还需要完善颅脑、颈部、肺部、食管、纵隔等部位影像学检查。

临床情景实例 5

（1）患者，男性，55 岁，回缩性涕中带血 5 个月、视物重影 2 天就诊。患者 5 个月前晨起后出现回缩性涕中带血，出血量不大，左耳鸣 2 个月。患者未重视，近 2 天患者视物重影，家属看出左眼较右眼前突，来耳鼻咽喉头颈外科就诊，请行相关处理。

（2）前鼻镜检查未见明显异常。间接鼻咽镜检查发现左侧咽隐窝一大拇指大小菜花状新生物，表面可见糜烂。根据症状及体征，患者可能的诊断是什么,请行进一步查体,并回答还需要行哪些检查以明确诊断;作为眼科医师,根据患者目前情况需要行哪些相关处理。

临床思维分析:出现回缩性涕中带血应该行前鼻镜检查和间接鼻咽镜检查;根据病史及间接鼻咽镜检查结果,最可能的诊断为"鼻咽癌";还需要进一步耳部检查、颈部检查、EB病毒血清学检查、影像学检查及鼻咽活检术明确诊断;患者出现突眼,应行眼球运动、视力、视野、眼球突出度等检查。

临床情景实例6

(1) 患儿,女性,7岁,咽痛伴有呼吸困难1天就诊。请先行相关检查。

(2) 口咽部检查未见明显异常,间接喉镜检查可见会厌充血肿胀。患者不合作,其余结构未能窥及,改行表面麻醉下电子喉镜检查。突然出现呼吸困难,大汗淋漓,面色发绀,请急诊处理。

临床思维分析:咽痛及呼吸困难需要行喉部检查了解病变情况。儿童喉部有其特殊性,容易发生呼吸困难。①喉腔较小,喉内组织疏松,易肿胀致喉腔变狭窄;②喉软骨柔软;③喉黏膜下淋巴组织丰富,炎症易发生黏膜下肿胀使喉腔变窄;④小儿咳嗽反射较差,力量较弱;⑤免疫力不如成人,易罹患疾病;⑥小儿神经系统发育尚不完全,易出现喉痉挛。对有喉阻塞患者,在行电子喉镜、直接喉镜检查前应有快速建立人工气道的准备。

临床情景实例7

(1) 患者,女性,49岁,咽部疼痛2小时,误咽鱼刺异物就诊,请帮其处理。

(2) 取异物过程中突然停电,请问有哪些处理方法。

临床思维分析:疑有咽部异物时应行口咽部检查及间接喉镜检查。检查过程中出现停电情况可采用带光源的头灯、助手持手电筒投射额镜等方法处理。

临床情景实例8 患者,女性,46岁,右侧耳鸣及闷胀感2个月就诊。耳部检查可见明显鼓膜内陷,鼓室积液。右侧下颌角处可扪及质地较硬、移动度差、直径约3cm大小的淋巴结。行颈部淋巴结穿刺证实为转移性癌,为寻找原发灶,请行相关检查及记录。

临床思维分析:该患者出现耳鸣及闷胀感2个月,鼓膜内陷,鼓室积液,诊断为右耳分泌性中耳炎,疑为鼻咽癌所致,需要检查鼻咽部。颈部淋巴结为转移性癌,推测为鼻咽癌转移可能,应行EB病毒血清学检查、鼻咽镜检查、影像学检查及鼻咽部活检。

(石大志 艾文彬)

<table>
<tr><td></td><td>第十九章</td><td></td></tr>
</table>

第十九章　喉部表面麻醉

Larnx Surface Anesthesia

一、适应证

1. 喉部检查前，如间接、直接喉镜，纤维、电子喉镜检查前。
2. 喉部治疗前，如喉咽异物取出，喉部及声带活检、手术前。

二、禁忌证

1. 对丁卡因麻醉药物过敏者。
2. 孕妇。
3. 肝、肾功能严重障碍者。

三、标准操作规程

见表 19-1。

表 19-1　喉部表面麻醉标准操作规程

准备	医师准备：穿工作服，戴口罩、帽子，洗手
	核对床号、姓名，询问患者药物过敏史，了解患者声音及呼吸情况
	测血压、脉搏，与患者说明治疗目的及方法，使其精神放松
	用物准备：光源、额镜、无菌纱块、1% 丁卡因液[1]、喷壶或综合治疗台配的喷枪
操作过程	简要询问病史（药物过敏史、喉部手术、外伤史，是否有声音嘶哑病史，心脑血管疾病等）
	患者取坐位，放松平静呼吸
	先用少量 1% 丁卡因喷入咽部，观察患者 5min，观其是否有不适及过敏反应[2]，如无异常反应，开始进行麻醉
	嘱患者不可将多余药液咽下
	先用直头喷枪在咽部喷 1% 丁卡因 3 次，每次之间隔 3min
	喉部麻醉：改用弯头喷头或喷壶头调整为向下方

续表

	嘱患者张口,伸舌,用纱布裹住舌前 1/3
操作过程	左手拇指和中指捏住舌前部,将其向前下方拉
	嘱患者发"衣"声,此时会厌向上抬举,喷入丁卡因
	每隔 3min 喷 1 次,共 3 次,过程中注意观察患者生命体征
	麻醉过程中有些患者有恶心、呕吐反应,嘱其放松做深呼吸动作
	如麻醉效果不满意者,可增加 1~2 次
	整理用物,消毒喷头,洗手
	麻醉满意后进行下一步喉的检查或治疗[3]
	患者检查或治疗结束后应在观察室观察半小时后离开
	嘱患者检查后禁食 2h,以防误吸入气道内

疑点导航:

1. 丁卡因(dicaine)　又名地卡因、邦妥卡因,虽然其化学结构与普鲁卡因相似,但局麻作用比普鲁卡因强 10 倍,其毒性也相应增强。丁卡因穿透黏膜能力强,作用迅速,黏膜表面喷涂后 1~3min 出现麻醉,可持续 60~90min。临床用浓度为 1%~2% 溶液,成人每次总量不得超过 60mg。这一浓度禁忌注射,注射后可致急性中毒。因此在诊室或处置台上,均应将配制好的 1% 丁卡因溶液滴加数滴伊红染液将其染成红色,以作为警示,不可多用或注射。

2. 丁卡因药物可引起过敏反应,表现为胸闷、气促、心悸,并有喉痒、皮肤痒等症状。麻醉期间,医务人员不得离开患者,应密切观察其有何不良反应。

3. 声带治疗和手术通常需要喉部滴药(图 19-1)。在间接喉镜窥视下,带有弯头滴管的注射器挑起会厌,在发"衣"音的同时将 1% 丁卡因液喷洒在声带表面及喉腔内,重复 2~3 次,可达到良好的麻醉效果,但要注意使用药物的总量。

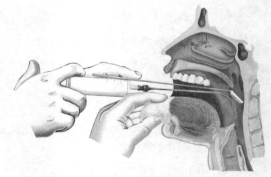

图 19-1　间接喉镜下麻醉药滴入喉内

四、常见并发症及处理

1. **中毒反应**　一般发生在用药方法错误,如注射或用药超过极量等情况。极少数患者由于对丁卡因耐受力差,即便在安全量范围内也可发生中毒样反应,撤去麻药后很快便可恢复。

中毒症状及抢救措施:用药后不久患者即出现头昏、眼花、胸闷、心悸、口干、面色苍白、瞳孔散大,或出现精神兴奋、幻视,以及脉弱、血压下降、呼吸浅而不规则等。这些症状的出现往往无规律,可突然发生循环呼吸衰竭。一经发现上述异常,必须立即停止用药,抽出鼻腔内的丁卡因棉片或纱条,静脉注射地塞米松 5~10mg。中枢兴奋者应给予安定注射(0.1~0.2mg/kg)出现抽搐者应用 2%~2.5% 硫喷妥钠静脉缓慢注射,抽搐一经控制立即停注,针头暂不拔出,以备抽搐再发时可继续注射,但用药总量不超过 5mg/kg。如有血压下降,应行抗休克治疗,酌情应用升压药或微血管扩张药,以改善组织缺氧状态。应保持呼吸道通畅,给予氧气吸入。密切注意心脏情况,如有异常,及时采取有效措施。

2. **过敏反应**　发生在安全范围内,患者在用药后很快觉胸闷、气促、心悸、并有喉痒、皮肤痒等症状,继之可发生过敏性休克、血压下降、脉细弱等。有的患者则发生迟发相反应,即在用药后 2~6h 发生荨麻疹、喉水肿等。一旦发现有过敏反应,应立即停用丁卡因,皮下注射 1:1 000 肾上腺素 0.15~1.0ml,静脉注射地塞米松 10mg,如因喉水肿致吸入性呼吸困难达Ⅲ度以上,则应行气管切开术以保证呼吸道通畅。

五、临床情景实例与临床思维分析

临床情景实例 1　患者,女性,53 岁,咽部异物感 2 个月就诊。拟行电子喉镜检查,请行检查前麻醉。

临床思维分析:间接、直接喉镜,纤维、电子喉镜检查前需要进行喉部丁卡因表面麻醉。

临床情景实例 2　患者,男性,25 岁,误咽鱼刺致吞咽疼痛 1 小时就诊。咽部异物感明显,但口咽部检查未见明显异物,行间接喉镜检查因患者咽反射敏感不能合作,作为值班接诊医师,如何处理?

临床思维分析:患者有明确误咽异物史,并有吞咽疼痛病史,口咽部检查未见异物,行间接喉镜检查因患者咽反射敏感不能合作,需要咽喉部表面麻醉,行间接喉镜或纤维(电子)喉镜检查。

临床情景实例 3

(1)患者,女性,24 岁,已婚,咽部异物感伴干呕 2 周就诊。间接喉镜检查未见明显异常。患者要求行电子喉镜检查,请行检查前麻醉。

(2)经询问患者已经停经 8 周,超声证实为宫内孕。

临床思维分析:按照常规,对咽反射敏感者,需行喉咽部检查,是使用喉部麻醉的适应证。但对育龄妇女在麻醉前应该询问病史排除妊娠,本患者为孕早期,喉部麻醉药物为丁卡因,由于其毒性大,吸收快,孕妇以不用为宜。

临床情景实例 4 患者,男性,56 岁,声音嘶哑 2 月余就诊。予以咽喉表面麻醉后行电子鼻咽镜检查,发现一侧声带有新生物,考虑为喉恶性肿瘤,需取喉部活组织检查,但患者检查时配合尚好,取活检时无法配合,需如何进一步处理?

临床思维分析:患者声带见新生物,临床要取活组织送病理进一步确诊,喉部表面麻醉后,一般检查可配合完成,但活检及手术有些患者无法配合,这时应在电子喉镜下声门区及声门下滴加表面麻醉药物,减轻声带的敏感性。但应注意丁卡因的量,避免过量引起中毒症状。

临床情景实例 5 患者,女性,67 岁,咽喉部不适就诊。拟行电子鼻咽镜检查,检查前予以喷丁卡因表面麻醉,咽喉部喷 1% 丁卡因 3 次后患者出现胸闷、气促、心悸、并有喉痒、皮肤痒等症状,检查发现患者面色苍白、呼吸急促,本患者考虑什么原因,该如何处理。

临床思维分析:①本患者应考虑为丁卡因过敏反应。②抢救措施:应立即停用丁卡因,让患者平卧、吸氧、接心电监护、监测生命体征及血氧饱和度,如症状仍未缓解,并出现血压下降,立即皮下注射 1:1 000 肾上腺素 0.15~1.0ml,静脉注射地塞米松 10mg,如因喉水肿致吸入性呼吸困难达Ⅲ度以上,则应行气管插管或气管切开术以保证呼吸道通畅。对于咽喉部表面麻醉之前,一定要询问患者过敏史,对年老者及儿童尤其要注意,如是行检查,可尽量减少麻药的量。另外,使用前先用少量 1% 丁卡因喷入鼻部或咽部,观察患者 5 分钟,观其有否过敏及不适反应。如无异常反应,再开始进行麻醉。在使用过程中一定要注意使用的量,如量过多,可引起中毒反应。

临床情景实例 6 患者,男性,69 岁,声音嘶哑就诊。需行电子喉镜检查,常规表面麻醉后检查发现左侧声带有新生物,需行活检。但患者喉部反射敏感,遂在电子喉镜下加滴丁卡因麻醉,用药后不久患者即出现头昏、眼花、胸闷、心悸、口干、面色苍白、瞳孔散大,以及脉弱、血压下降、呼吸浅而不规则等症状,这时应如何急救处理?

临床思维分析:本例患者考虑丁卡因中毒,需立即停止用药,静脉注射地塞米松 5mg。中枢兴奋者应给予安定注射(0.1~0.2mg/kg)出现抽搐者应用 2%~2.5% 硫喷妥钠静脉缓慢注射,抽搐一经控制立即停注,针头暂不拔出,以备抽搐再发时可继续注射,但用药总量不超过 5mg/kg。患者血压下降应行抗休克治疗,酌情应用升压药或微血管扩张药,以改善组织缺氧状态。应保持呼吸道通畅,给予氧气吸入。密切注意心脏情况,必要时请心内科及呼吸科会诊。由于丁卡因毒性大、吸收快,儿童及年老者更应注意,在使用过程中一定要注意使用的量,如量过多,可引起中毒反应。

　　临床情景实例 7　患者,男性,35 岁,进食鱼后出现咽部疼痛 2 小时就诊。常规行间接喉镜检查未发现异物,遂在咽喉表面麻醉好后行电子喉镜检查,仍未发现异物。后考虑可能存在食管入口异物,门诊医师遂行食管吞钡检查,患者在检查过程中出现误呛,检查发现有钡剂呛入气管内。本例患者为什么会出现误呛,诊疗过程中存在什么问题。

　　临床思维分析:咽喉表面麻醉后一定要嘱患者禁食 2 小时,因为在表面麻醉后喉咽部的感觉消失或减退,此时进食时喉部无保护功能,易致食物误呛入气管内。本例患者更严重的是钡剂为不可吸收的,进入气管后成为异物,无法吸收,需行气管灌洗才能吸出。本例患者在诊治过程中交代检查后注意事项不清楚,应引以为戒。

(全日群)

第二十章	**纤维喉镜检查**
	Fiberoptic Laryngoscopy

一、适应证

1. 出现咽痛、咽异物感、声音嘶哑、痰中带血、吞咽困难、呼吸困难、言语障碍等症状需要检查喉咽部及喉部的患者。
2. 间接喉镜检查法不成功或未能详尽者。
3. 对牙关紧闭、张口困难、颈椎损伤、舌体肥厚而需行喉镜检查者尤为适宜。
4. 喉咽部及喉部的某些治疗、活检及手术。
5. 需要保存喉镜检查资料、动态观察病情者。

二、禁忌证

1. 上呼吸道有急性炎症伴有呼吸困难者,心肺有严重病变者。
2. 对丁卡因过敏者。
3. 不明原因III~IV度喉阻塞、无严密观察呼吸变化并做好呼吸支持的情况。

三、标准操作规程

见表 20-1。

表 20-1　纤维喉镜检查操作规程

准备	医师准备:穿工作服,戴口罩、帽子、手套
	核对患者信息(姓名、性别、年龄、主诉等)
	患者知情同意
	用物准备:纤维喉镜镜体、冷光源、附件、工作站、打印机、口塞、纱布、络合碘、活检钳、1% 丁卡因等
操作过程	麻醉:常选用 1% 丁卡因喷雾作咽喉黏膜表面麻醉,通常先喷雾少许于患者舌下,观察 3min,如无特殊不适再开始表面麻醉[1]
	采用经鼻检查应同时行鼻腔喷雾,丁卡因及麻黄素液或鼻腔内丁卡因麻黄素棉片行鼻腔黏膜表面麻醉及收缩
	一般咽喉部喷雾麻醉 3 次,如需进一步目标部位有创操作,可于相应部位滴丁卡因[2]

续表

操作过程	体位:患者可取坐位或仰卧垫枕位,仰卧位适宜年老体弱者和儿童
	操作步骤:纤维喉镜可经鼻[3]或经口进行检查[4]
	根据患者的体位,医师可立于其头后部或对面[5]
	通常用左手握持镜体的操纵部,右手握持镜体的远端,沿着鼻腔底部轻轻插入。操作过程中不能使镜体过度弯曲
	镜前端进入鼻咽部后调节操纵杆的方向按钮,向下弯曲,观察舌根部、会厌舌面、会厌谷及会厌缘后,将镜前端略弯向上,即可抬起会厌,观察会厌喉面、杓会厌襞、室带、喉室、声带、梨状窝、前联合和杓间区等[6]
	注意喉黏膜的颜色、形态、有无溃疡、充血、水肿或新生物
	观察会厌有无苍白水肿、红肿,舌面有无囊肿、新生物,其位置、大小、形态
	观察室带有无肥厚、超越,喉室有无饱满、隆起
	观察声带有无充血、新生物、运动及闭合情况[7]
	观察声门裂的大小、声带的活动度和声门下区有无病变
	如需观察喉咽部时,则嘱患者将右手示指放入口中,闭紧嘴唇,用力作吹喇叭样鼓气,待食管入口开放的瞬间,即可观察到梨状窝和环后区的病变
	观察梨状窝有无饱满、积液,有无新生物、异物[8]
	操作结束后轻轻退镜,内镜交消毒中心处理
	向患者交代检查情况,观察有无并发症,整理用物,洗手并记录、打印纤维喉镜检查报告

疑点导航:

1. 部分就诊患者可出现对丁卡因过敏症状,如全身瘙痒、呼吸困难、心慌、心率加快、脉弱,严重者可致心脏骤停。一旦出现需给予吸氧、仰卧,密切监测生命体征,必要时予以激素及肾上腺素治疗。

2. 注意嘱咐患者将药液含在口中切勿吞入,下次喷雾前先将唾液及药液吐出,以免导致丁卡因累积中毒。成人黏膜表面麻醉用丁卡因的总剂量不要超过 60mg。

3. 经鼻检查可同时观察鼻腔及鼻咽部的情况,镜体宜固定,纤维镜远端沿咽后壁插入时咽反射轻,无舌体干扰,操作方便。

4. 如遇鼻中隔偏曲、下鼻甲肥大、鼻息肉或鼻腔新生物,近期反复鼻出血或多脓涕者,则经口检查为宜。可让患者含口塞,或用纱布包住舌体拉出口腔外,暴露口咽及喉咽进行检查,尤其适用于咽部异物的检查及取出。

5. 检查时立于患者对面得到的图像与立于头后部得到的图像前后位置相反。

6. 寻找咽部异物时,按一定的顺序检查各部位,防止遗漏及重复,一般依次检查双侧扁桃体、舌根、会厌谷、双侧梨状窝。

7. 如发现声带麻痹需进一步行头、颈、食管、胸部相关检查,排除迷走神经通路及邻近是否有病变压迫。

8. 必要时需要患者鼓气暴露环后区;如发现咽、喉部肿物及声带运动受限,则应行颈部视诊及淋巴结触诊。

四、常见并发症及处理

1. **鼻出血** 常见于经鼻入路检查时损伤黏膜所致,检查前应观察鼻腔是否存在鼻中隔偏曲、下鼻甲肥大、鼻息肉或鼻腔新生物,近期是否反复鼻出血或多脓涕,如果存在则改为经口入路检查为宜。若有鼻出血可予以血管收缩剂如1%麻黄碱止血,必要时填塞止血。

2. **药物反应** 使用丁卡因作为鼻腔黏膜表面麻醉药物时,严密观察中毒反应和过敏反应发生,严格控制用药剂量,尽量避免吞咽药物。发生不良反应立即处理:立即停止用药,静脉注射地塞米松5~10mg。中枢兴奋者应给予安定注射(0.1~0.2mg/kg),出现抽搐者应用2%~2.5%硫喷妥钠静脉缓慢注射,如有血压下降,应行抗休克治疗,酌情应用升压药或微血管扩张药,以改善组织缺氧状态。应保持呼吸道通畅,给予氧气吸入,密切注意心脏情况,如有异常,及时采取有效措施。

五、临床情景实例与临床思维分析

临床情景实例1 患者,女性,48岁,咽部异物感4个月就诊。间接喉镜检查见舌后跟大量淋巴滤泡增生,会厌舌面可疑圆形隆起,请行纤维喉镜检查进一步明确诊断。

临床思维分析:①咽部异物感患者要行纤维喉镜检查咽部和喉部情况。②应按照纤维喉镜操作规程进行。③可致咽部异物感的常见病因:咽部及邻近器官器质性病变,如咽部炎症、肿瘤、咽食管反流、亚急性甲状腺炎、鼻窦炎等;远离咽部器官的病变,如左心扩大、动脉瘤、肺部肿瘤及上腹部疾病等;精神因素。

临床情景实例2 患者,男性,50岁,声音嘶哑3月余就诊。声音嘶哑呈逐渐加重,既往抽烟20年,行间接喉镜检查发现左声带表面隆起新生物,请进一步喉部检查并作出诊断。

临床思维分析:①声带新生物需鉴别新生物性质,考虑行纤维喉镜检查;②纤维喉镜辅助下行新生物活检或手术切除病理检查确诊。

临床情景实例3

(1) 患者,男性,72岁,声音嘶哑、咳嗽2月余就诊。症状渐进性加重,偶有痰中带血,既往抽烟30年,4支/d,行雾化、止咳等治疗未见好转。间接喉镜检查发现左声带活动受限,请进一步检查并予以相应处理。

(2)胸部CT检查发现纵隔肿物,请解释其原因。

临床思维分析:①声带活动受限考虑行纤维喉镜检查,排除喉部病变;②应积极寻找声带活动受限病因,一般可分为中枢性、周围性、喉肌病及功能性。周围性常见于外伤、肿瘤压迫及牵拉(如食管癌、鼻咽癌、纵隔肿瘤、肺癌等)、周围神经炎等。需完善颅脑、颈部、肺部、食管、纵隔等部位影像学检查;③本病例根据病史及症状,考虑纵隔病变累及喉返神经致声带麻痹并声音嘶哑。

临床情景实例4　患者,女性,28岁,销售员,近半年出现声音嘶哑就诊。发声易倦,声休后好转,行间接喉镜检查见双声带鱼腹状光滑隆起,声带运动可。作为接诊医师,请行喉部进一步检查处理。

临床思维分析:纤维喉镜检查可更清晰发现声带病变,根据病史及体征,诊断为"声带息肉"。可在纤维喉镜下行声带息肉切除。

临床情景实例5　患者,男性,35岁,呼吸困难渐进性加重1小时就诊。患者1小时前吃海鲜后出现喉部阻塞感并呼吸困难,就诊时静坐呼吸困难,隔室可闻及喉鸣声,吸气时明显有三凹征。大汗,烦躁不安,间接喉镜检查配合不佳,作为接诊医师,请进一步检查明确诊断并作出相应处理。

临床思维分析:根据患者目前临床表现,可诊断为"喉阻塞Ⅳ",食物过敏喉水肿可能。为明确诊断应行喉镜检查,间接喉镜未成功时考虑行纤维喉镜检查,不明原因Ⅲ~Ⅳ度喉阻塞、未做快速建立人工气道的准备时,应为检查禁忌。

临床情景实例6　患者,男性,50岁,误咽鱼刺异物半小时就诊。咽部疼痛明显,间接喉镜检查:双扁桃体区、舌根、会厌谷未见明显异物,因梨状窝积液窥视不清,患者自觉有明显异物感,请进一步检查并予以相应处理。

临床思维分析:间接喉镜检查不详尽时采用纤维喉镜检查,由于纤维喉镜光亮度强、能接近检查部位进行观察,故对发现微小、隐蔽病变有明显优势。依次检查双扁桃体窝、舌根、会厌谷、双梨状窝。若口及咽喉部未见异物,需进一步检查,排除食管异物可能。

临床情景实例7　患者,男性,50岁,咽部疼痛5天就诊。既往患"鼻咽癌"行放疗后5年,咽部疼痛明显,吞咽时加重。检查:患者张口受限,约1横指,无法行间接喉镜和直接喉镜检查,请进一步检查并予以相应处理。

临床思维分析:纤维喉镜检查因镜体细软、可以弯曲,不需要特殊体位,可经鼻进路进行检查,对咽部敏感、牙关紧闭、张口困难、颈椎损伤、强直、舌体肥厚者行间接喉镜和直接喉镜困难者尤为适宜。

(敬前程　龚巍)

第二十一章 扁桃体周脓肿穿刺、切开术
Puncture and Dissection of Peritonsillar Abscess

一、适应证

扁桃体周脓肿形成后。

二、禁忌证

1. 造血系统疾病及有凝血机制障碍。
2. 患有严重全身性疾病。
3. 急性传染性疾病流行时。

三、标准操作规程

见表 21-1。

表 21-1　扁桃体周脓肿穿刺、切开术标准操作规程

准备	医师准备:穿工作服,戴口罩、帽子、手套
	核对患者信息,询问药物过敏史
	核查生命体征、血常规、凝血功能、肝肾功能、心电图、胸片等检查结果
	取得患者知情同意并签字
	用物准备:无菌包、吸氧装置、吸引器、扁桃体穿刺针、手术刀、压舌板、止血钳、1% 丁卡因液等
操作过程	患者取坐位 [1]
	医师与患者相对而坐
	检查口咽部尤其扁桃体周情况,并行初步诊断 [2]
	麻醉:口咽部局部喷 1% 丁卡因少量,在局部黏膜下注射 1% 利多卡因
	穿刺抽脓:可明确脓肿是否形成及脓腔位置
	穿刺针头于脓肿最隆起处刺入 [3]
	穿刺时,应注意方位,不可刺入过深

续表

操作过程	切开排脓:临床上按发生部位分为前上型和后上型两种[4],总的原则为在穿刺获脓处,或者选择最隆起和最软化处切开
	切开黏膜及浅层组织后,用长弯血管钳插入切口,沿扁桃体包膜外方进入脓腔,充分排脓,取脓液送细菌培养及药敏试验
	出血处理:肾上腺素棉球压迫止血,必要时电凝止血及全身使用止血药,若持续口吐鲜血,则应检查伤口,采取止血措施
	术毕告知患者注意事项,术后6h进冷流质饮食[5],随时将口内唾液吐出

疑点导航:

1. 对于无法坐位的极度虚弱患者,可取侧卧头低位。

2. 扁桃体周脓肿需要与下列疾病相鉴别:①咽旁脓肿。为咽旁隙的化脓性炎症,脓肿部位在咽侧至一侧颈外下颌角部,伴有颈侧上部压痛,也可出现牙关紧闭及咽部炎症,扁桃体本身无病变。②智齿冠周炎。常发生于阻生的下颌智齿周围,检查可见牙冠上覆盖肿胀组织,牙龈红肿、触痛,可发生溃疡或化脓,炎症可扩展到腭舌弓,但扁桃体一般不受影响。③扁桃体脓肿。为扁桃体本身的脓肿,可在扁桃体内抽出脓液,患者扁桃体肿大,扁桃体上隐窝中可见脓液流出,患者多无张口困难。④脓性颌下炎。为口底的急性炎症,形成弥漫性蜂窝织炎。张口受限但非牙关紧闭,感染可扩散至喉部,引起呼吸困难。⑤扁桃体恶性肿瘤。一般无发热,一侧扁桃体迅速增大或扁桃体肿大而有溃疡,活检可确诊。

3. 穿刺时针头切勿过深,以免误伤咽旁隙内大血管,针进入脓腔,即有脓液抽出。

4. 临床上按扁桃体脓肿发生部位分为前上型和后上型两种。前者脓肿位于扁桃体上极与腭舌弓之间,此型最常见;后者位于扁桃体与腭咽弓之间,较少见。对前上型者:在脓肿最隆起处切开排脓,常规定位是从悬雍垂根部作一假想水平线,从腭舌弓游离缘下端(与舌根交接处)作一假想垂直线,两线交点稍外即为适宜切口之处。对后上型者:则在腭咽弓处排脓。

5. 脓肿切开排脓后每日在原切口处扩张引流,直至无脓液时为止(一般2~3次);术后注意保持口腔卫生,可用口洁净每日漱口,清淡饮食;应用抗生素和抗厌氧菌药物,有利于局部和全身症状迅速好转。

四、常见并发症

1. 出血　通常有少量出血,压迫后能止血。由于穿刺或切开方位不正确或穿刺太深,误伤咽旁间隙大血管易造成致命性大出血,应加以防范。

2. 感染 炎症扩散到咽旁隙,可发生咽旁脓肿;向下蔓延,可发生喉炎及喉水肿,迅速出现呼吸困难。少数病例可发生颈内静脉血栓,化脓性颈淋巴结炎、败血症或脓毒血症。

五、临床情景实例与临床思维分析

临床情景实例 1 患者,男性,23 岁,咽痛伴张口受限 4 天就诊。现诊断为扁桃体周脓肿,请为其行扁桃体周脓肿穿刺、切口术。

临床思维分析:明确为扁桃体周脓肿,可先予以穿刺抽脓,明确脓腔部位,有脓液抽出后,在穿刺部位切开排脓。

临床情景实例 2 患者,女性,32 岁,反复咽喉不适、疼痛 3 年余,再发加重 1 周就诊。既往曾诊断为慢性扁桃体炎,查体:张口受限,左侧软腭及悬雍垂红肿,向对侧偏斜,腭舌弓上方隆起。请为其行急诊处理。

临床思维分析:患者具有扁桃体周脓肿的体征,予以穿刺明确扁桃体周脓肿,可避免切开后脓液突然大量涌入气道,造成呼吸道意外,明确诊断后予以扁桃体周脓肿切开排脓术。对于因咽部疼痛拒食、身体衰弱并有脱水者,应在输入足够液体、纠正全身情况时再做切开。

临床情景实例 3 患者,女性,42 岁,咽痛、发热 2 天就诊。查口咽部,右侧扁桃体腭舌弓显著充血,前外侧稍红肿,扁桃体隐窝见脓栓,请明确诊断并予相应处理。

临床思维分析:扁桃体周脓肿穿刺术可以明确脓肿是否形成,脓肿形成前按急性扁桃体炎处理,给予足量的抗生素及适量的糖皮质激素治疗,并给予输液、对症治疗。脓肿形成后于脓肿穿刺点做切口,可将切口稍扩大直达脓腔,排除脓液。

临床情景实例 4 患者,男性,16 岁,扁桃体周脓肿入院。予以切开排脓术。术中排出脓液约 5ml,继续予以大弯止血钳于伤口内撑开,并向周围扰动,未见更多脓液流出。3 小时后患者诉咽痛明显,口咽部堵塞感致呼吸不畅,急查伤口,见扁桃体周围红肿并隆起明显,作为值班医生,请行相应处理。

临床思维分析:该病例为扁桃体周脓肿切开排脓术后,导致软组织损伤而出现急性水肿,需紧急静脉滴注糖皮质激素消除肿胀,吸氧、雾化辅助治疗,密切关注生命体征。

临床情景实例 5 患者,男性,25 岁,反复咽痛不适 3 年、再发加重伴张口受限 3 天入院。已行扁桃体周脓肿切开排脓术好转,既往多次行类似切开术后康复,患者为求彻底解决该疾患,请行相关处理。

临床思维分析：对于病程较长，多次切开排脓仍未治愈而反复发作扁桃体周脓肿患者，应行扁桃体切除术，以预防复发，宜在炎症消退后 2~3 周施行，也可切开排脓后 3~4 天后进行手术，此时急性炎症控制后，扁桃体周未出现粘连，间隙清楚，易于分离。

（敬前程）

第二十二章

咽部异物取出术

Extraction of Foreign Bodies in Pharynx

一、适应证

诊断明确的各类咽部异物。

二、禁忌证

无绝对禁忌证。

三、标准操作规程

见表 22-1。

表 22-1 咽部异物取出术标准操作规程

准备	医师准备：穿工作服，戴口罩、帽子，洗手
	核对患者信息：姓名、性别、年龄、床号、住院号等
	取得患者和 / 或家属知情同意并签名[1]
	用物准备：光源、额镜、间接鼻咽镜、间接喉镜、压舌板、纱布、酒精灯、异物钳、1% 丁卡因、电子喉镜、显微喉异物钳等
操作过程	简要询问病史（包括异物的类型、大小、形状等）[2]
	患者取坐位，双腿并拢，身稍前倾，头后仰
	医师保持正坐位，与患者距离 25~40cm
	光源置于患者耳后上方约 15cm
	调整额镜带和球关节松紧度
	戴好额镜，镜体与光源同侧
	对光，保持双眼单视
	咽部检查[3]

续表

操作过程	口咽部异物	检查口腔,排除口腔黏膜、齿间异物
		用压舌板压舌前 2/3 处,检查扁桃体、舌根、黏膜皱襞等处 [4]
		发现异物后用异物钳夹出 [5]
	喉咽异物	酒精灯加温间接喉镜镜面,然后在手背上试温,以免烫伤黏膜
		嘱患者张口、伸舌,用纱布裹住舌前 1/3
		检查者捏住舌前部并拉向前下方,示指抵住上唇,以求固定
		检查者右手持镜,送入口咽部,镜背将悬雍垂和软腭推向后上方
		检查会厌谷、梨状窝、杓间区、杓状会厌襞等 [6]
		发现喉咽部异物后,以 1% 丁卡因喷喉部 2~3 次
		嘱患者将舌头拉出口外固定
		医生左手持间接喉镜,右手持喉异物钳将异物取出
	鼻咽部异物	酒精灯加热间接鼻咽镜镜面,做到温而不烫
		嘱受检者用鼻平静呼吸
		左手持压舌板将舌前 2/3 压下,右手持镜,镜面朝上送至口咽部
		转动镜面,观察鼻咽各部分
		发现异物后,一般用纤维鼻咽镜将异物取出 [7]
	术后整理用物,洗手并记录	
	操作结束后向患者和 / 或家属交代检查及处理情况	

疑点导航:

1. 告知患者和 / 或家属可能存在少数异物刺破咽壁进入咽后或咽旁间隙,引起气肿、脓肿,导致呼吸困难,需要经口或颈侧切开,取出异物。

2. 咽部异物在耳鼻咽喉头颈外科各类异物中最为常见。常见原因有:①进食不慎,将鱼刺、骨头、果核等咽下;②儿童口含小玩具,嬉戏、哭闹时吸入;③醉酒、昏迷、精神异常时发生误咽,如义齿脱落;④企图自杀,有意吞入异物;⑤术中使用医疗用品,术后忘记取出,形成异物。

3. 根据患者主诉,评估异物大致位置,然后重点检查,一般先口咽,再喉咽,必要时检查鼻咽部。

4. 如果患儿不愿张口,可待其啼哭张口或捏鼻张口呼吸之时,迅速将压舌板伸入口腔,压其舌前 2/3,快速检查口咽部,确定好异物后,用异物钳迅速取出。必要时镇静或全麻下取出异物。

5. 异物大多存留在扁桃体、舌根、会厌谷及梨状窝等处，有时深入扁桃体隐窝内难以发现，可刺激舌根使患者恶心时挤压扁桃体而发现。口咽部异物可用镊子夹出，但应防止滑落掉入下咽、喉部或下呼吸道。

6. 下咽部异物一般用 1% 丁卡因行黏膜表面麻醉后再检查和异物取出。检查者不可过度用力将舌体向下牵拉，以免牙齿损伤舌体及舌系带。如检查不成功，可于纤维喉镜或者全麻下直接喉镜检查及异物取出。

7. 鼻咽部异物少见，偶见于因呕吐、呛咳而将食物、鱼刺、药片等挤入鼻咽部，久之可有臭味。大部分在纤维鼻咽镜检查时发现并取出。

四、常见并发症及处理

1. **咽部黏膜损伤**　术中视野不清、患者欠配合或医生操作不当，异物钳可撕裂黏膜而出血、疼痛，但一般出血量不大，通常无须特殊处理。

2. **出血**　一般为少量出血，可自止，不需特殊处理。若出血剧烈，保持呼吸道通畅是首要任务，可气管插管或切开，然后止血、补液，以保证血容量充足。

3. **异物下坠**　检查时异物移动或取出时异物滑脱，均可使异物掉下喉腔、气管或支气管，甚至误咽入食管，增加取出困难及生命危险。

4. **异物残留**　如有多个异物或异物取出时被夹断而造成异物遗留。

五、临床情景实例与临床思维分析

临床情景实例 1

(1) 患者，男性，25 岁，嚼槟榔后出现咽部异物感 1 周。患者以为咽炎发作未予在意，现请检查。

(2) 检查舌根部可见一黑色异物嵌插其中。请继续处理。

临床思维分析：①咽异感症常与咽炎、扁桃体炎、扁桃体角化症、茎突过长、会厌囊肿、反流性食管炎等疾病有关，也可为神经官能症的一种表现，患者咽部常有异物、堵塞、贴附、咽痒等症状，空咽时有明显异物感，吞咽食物时反而不明显。②抽烟、酗酒、粉尘、刺激性食物、有害气体等都可以引起慢性咽炎及咽异感症。在嚼食槟榔的人群中，慢性咽炎患者比例很高，近年来，口腔癌在此人群中发病率稳步上升，应引起足够重视。③口咽部异物常用镊子夹出，但时有异物滑脱，故用血管钳夹取较为稳妥。

临床情景实例 2

(1) 患者，男性，50 岁，误咽鱼刺出现咽部异物感 5 天。请检查。

(2) 口咽部检查双扁桃体、舌根、会厌谷、梨状窝均未发现异物，CT 示：左侧扁桃体上隐窝层面细小高密度影，结合病史提示异物。请继续处理。

(3) 探查左扁桃体上隐窝，见一小鱼刺存于其中，取出后异物感消失。

临床思维分析：①咽部异物有时深入扁桃体隐窝内难以发现，可用棉签或镊子探查扁桃体表面或隐窝，也可在表面麻醉后用手探查扁桃体，有时可发现隐匿的短小异物；②薄层 CT 能发现短小隐匿的骨性及金属异物，帮助异物定位取出。

临床情景实例 3

（1）患者，女性，23 岁，进食后出现咽部异物感半小时。请检查。

（2）间接喉镜检查见左侧梨状窝内一黑色异物。请继续处理。

（3）间接喉镜下用喉异物钳取出后，见为一洗碗用钢丝球断端。

临床思维分析：①金属类异物可由口含异物嬉戏、哭闹时吸入，也可由醉酒、精神异常时误咽，或自杀时吞入，常见于针、铁丝、螺钉、假牙等，可刺破黏膜引起出血、疼痛及感染，严重时还可引起咽旁脓肿。②下咽部异物可于黏膜麻醉后，在间接喉镜下用间接喉钳取出或纤维喉镜下用喉显微钳取出，异物较大、取出困难时可在全麻下用直接喉镜取出。

临床情景实例 4

（1）患者，男性，68 岁，误食鱼刺后出现右侧咽痛、发热、吞咽困难 8 天，伴头痛、畏寒、乏力、言语不清及食欲减退，无张口及呼吸困难。请检查。

（2）体格检查：急性病容，颈部僵直，右侧下颌下及下颌角下后方肿胀，触诊坚硬疼痛，无波动感。右侧扁桃体Ⅰ度，无明显充血，右侧咽侧壁突向中线。请继续检查。

（3）电子喉镜下见右侧喉咽壁肿胀隆起，表面附大量黏液。请处理。

临床思维分析：①咽壁的异物刺伤可以引起咽后及咽旁隙感染，继而形成脓肿，见于抵抗力低下的人群，如糖尿病患者及老年人；②咽旁脓肿位于深部，颈外不易触及波动感，不能以此作为诊断咽旁脓肿的依据，颈部超声或 CT 可发现脓肿形成，必要时可在病侧肿胀处穿刺抽脓以明确诊断；③咽旁脓肿须与扁桃体脓肿、咽后脓肿及咽旁肿瘤相鉴别，咽旁脓肿患者扁桃体本身无明显病变；④咽旁脓肿形成前，应给予足量敏感的抗生素和适量的糖皮质激素；⑤咽旁脓肿形成后，需及时切开排脓，一般选择颈外径路，以下颌角为中心，局麻下在胸锁乳突肌前缘作一切口，血管钳钝性分离组织进入脓腔，充分引流。

临床情景实例 5

（1）患者，男性，70 岁，误吞鸡骨后出现右侧咽痛、吞咽困难 9 天，畏寒、发热、呼吸困难 4 天。伴头痛、乏力、张口困难及言语不清。请行体格检查及重要的辅助检查。

（2）体格检查：急性病容，呼吸急促，口角流涎，颈部僵直，右侧颈部肿胀，上达腮腺，前至颈中线，后至项部，下至锁骨上方，触诊疼痛明显，有波动感。右侧咽侧壁隆起越过中线。请继续检查。

（3）颈部 CT 提示，右侧咽旁巨大脓肿，侵及颈内动脉，咽腔极度狭窄，喉咽部见一长约 2cm 的骨性异物。请明确诊断并向患者家属交代病情。

临床思维分析：先行口咽部及间接喉镜检查喉咽部，根据病史及检查诊断为"咽部异物，右侧咽旁脓肿"。咽旁脓肿累及翼内肌时，可出现张口困难。该疾病凶险，应注意和患方交代以下情况：①咽旁脓肿过大，阻塞上呼吸道，可引起吸气性呼吸困难；②咽旁脓肿侵及颈动脉鞘，破坏颈内动脉壁，可引起出血性休克或呛入肺部导致淹溺而死亡；③咽旁脓肿侵犯颈内静脉，可发生血栓性静脉炎或脓毒血症；④有呼吸困难者可先行气管切开，再经口或颈侧切开排脓，取出异物。

临床情景实例 6

（1）患者，女性，34 岁，误吞鱼刺后咽部异物感 3 小时。患者误吞鱼刺后出现恶心、呕吐，后症状减轻，咽部异物感上移。请检查。

（2）间接喉镜检查未发现口咽及喉咽部异物。请继续检查。

（3）间接鼻咽镜下见一鱼刺嵌顿于鼻咽部，请处理。

临床思维分析：①鼻咽部异物非常少见，可以是鼻腔异物往后掉入，也可以是口咽部异物因呛咳上行所致，往往在行电子鼻咽镜检查时发现；②有明确异物吸入史患者，口咽部及喉咽部未发现异物时，应常规检查鼻咽部。

临床情景实例 7

（1）患者，男性，67 岁，误吞鱼刺后咽部异物感 2 天。请检查。

（2）间接喉镜检查下见右侧会厌谷一细长鱼刺，部分嵌入咽壁。用喉息肉钳取出后患者仍有异物感。请继续处理。

（3）电子喉镜下见右侧会厌谷仍有一小段鱼刺嵌入咽壁，请继续处理。

临床思维分析：①咽部异物残留非常少见，可能为多个异物，也有可能是异物断裂所致，异物取出后仍应再次检查，以免遗漏；②虽有异物残留，也可因丁卡因的麻醉作用而感觉不明显，待麻醉消散后患者仍有异物感；③若怀疑异物残留，可在纤维喉镜下仔细检查，发现异物后用显微喉钳取出。

临床情景实例 8

（1）患儿，男性，3 岁，误吞鱼刺后咽部异物感 1 小时。请检查。

（2）纤维喉镜检查可见右侧梨状窝一鱼刺，用显微喉钳钳夹时异物脱落，患儿出现剧烈呛咳。请继续处理。

（3）肺部 CT 提示右侧支气管异物，请继续处理。

临床思维分析：①取异物过程中应避免异物脱落，防止下咽造成食管异物、掉入下呼吸道而造成气管、支气管异物；②一旦发生应迅速明确诊断，立即处理食管异物或气管、支气管异物。

（黄远见　罗志强）

第二十三章　喉部异物取出术

Extraction of Foreign Bodies in Larynx

一、适应证

诊断明确的各类喉部异物。

二、禁忌证

无绝对禁忌证。

三、标准操作规程

见表 23-1。

表 23-1　喉异物取出术标准操作规程

准备	医师准备:穿工作服,戴口罩、帽子,洗手
	核对患者信息:姓名、性别、年龄、床号、住院号等
	取得患者和 / 或家属知情同意并签名[1]
	用物准备:光源、额镜、间接喉镜、压舌板、纱布、酒精灯、1% 丁卡因、电子喉镜、喉异物钳等
操作过程	判断病情[2] 及简要询问病史(包括异物的类型、大小、形状等)[3]
	患者取坐位,双腿并拢,身体稍前倾,头后仰
	医师取正坐位,与患者距离 25~40cm
	光源置于患者耳后上方约 15cm
	调整额镜带和球关节松紧度
	戴好额镜,镜体与光源同侧
	对光,保持双眼单视
	检查口咽部,排除口咽部异物
	酒精灯加温间接喉镜镜面,然后在手背上试温,以免烫伤黏膜
	嘱患者张口,伸舌,用纱布裹住舌前 1/3

续表

操作过程	检查者捏住舌前部并拉向前下方,示指抵住上唇,以求固定
	检查者右手持镜,送入口咽部,镜背将悬雍垂和软腭推向后上方[4]
	检查会厌谷、梨状窝、杓间区、杓状会厌襞等,排除喉咽异物
	检查声门上、声带、室带、声门、声门下等处[5]
	发现喉部异物后,以 1% 丁卡因喷喉 2~3 次,麻醉喉部黏膜[6]
	嘱患者将舌头拉出口外固定
	医生左手持间接喉镜,右手持喉异物钳将异物取出[7]
	术后整理用物,洗手并记录
	操作结束后向患者和/或家属交代检查及处理情况[8]

疑点导航:

1. 喉异物是一种非常危险的疾病,多发生于 5 岁以下的小儿。异物吸入后嵌顿于声门部,可造成呼吸困难、声音嘶哑、剧烈咳嗽,甚至窒息死亡。如异物较大、气道阻塞严重、有呼吸困难的病例,估计难以快速取出时,须先行气管切开或环甲膜穿刺,待症状缓解后,再于全麻直接喉镜下取出,否则有生命危险。

2. 喉前庭以上异物可在间接喉镜下取出;较小异物可于电子喉镜下取出;儿童或难以配合的患者,可在全麻直接喉镜下取出,术前禁用镇静剂,因其抑制呼吸、加重呼吸困难;声门下异物取出同气管异物取出术。

3. 喉部异物以植物性异物最多见,如花生、葵花子、西瓜子、豆类等;金属类及塑料类制品也很常见,如硬币、别针、螺丝钉、针、笔帽、各种小玩具等。多由进食时哭闹、大笑、惊吓而误吸,或是口含此类物品时说话、嬉笑、跌倒而吸入。

4. 患者咽反射敏感,难以配合;舌背上拱,不能充分暴露咽部;会厌不能上举或会厌发育不良(婴儿型会厌),遮盖喉入口,均可对间接喉镜检查造成困难。

5. 若会厌不能上举妨碍观察,可让患者发长"衣"音,可能暴露声门部。也可在充分黏膜麻醉后,以会厌拉钩或卷棉子拉起会厌,进行检查。声门下异物难以在间接喉镜下发现,颈部听诊可闻及吸气时喉部哮鸣音。喉前后位和侧位 X 线片、喉部 CT 扫描可确诊并明确异物形状、存留部位及嵌顿情况,为异物取出提供依据。

6. 若患者咽反射敏感,可用 1% 的丁卡因喷于悬雍垂、软腭和咽后壁 2~3 次,待麻醉充分后再检查。发现异物后,再用 1% 的丁卡因喷喉腔 2~3 次,嘱患者发长"衣"音,用弯头滴管将 1% 的丁卡因滴于声门上 1~2 次,待麻醉充分后再取出。丁卡因一次限量为 40mg,5 岁以下小儿慎用。

7. 患者手持纱布将舌自行拉出口外固定,注意勿阻挡医师的操作。医师根据异物形状调整喉和异物钳钳嘴方向,并闭合钳嘴,然后右手持钳,左手持间接喉镜,在镜像引导下将异物钳送入喉腔。若患者会厌上举不能,可用异物钳拉开会厌,暴露喉腔,然后嘱患者平静呼吸,在直视下将异物取出。

8. 喉部异物取出后,应给予抗生素、糖皮质激素雾化吸入,以防止喉水肿、支气管炎、肺炎的发生。声门下异物可为声带所遮蔽不易发现,应仔细检查,必要时结合影像学检查。

四、常见并发症及处理

1. **喉部黏膜损伤**　如术中视野不清、患者欠配合或医生操作不当,异物钳可损伤黏膜而导致出血、肿胀、疼痛、声音嘶哑等。这种情况下应全身使用抗生素及糖皮质激素雾化吸入。

2. **出血**　尖锐异物可刺破黏膜或小血管而少量出血,一般不需特殊处理。

3. **声带损伤**　若术中视野不清、术者操作失误损伤声带,可致声带黏膜撕脱、声带缺损。若损伤较小,予声休、抗炎、雾化等治疗。若损伤较大,则声音嘶哑很难完全恢复。

4. **气管、支气管异物**　若处理不当,喉部异物可掉入气管、支气管,形成气管、支气管异物,增加取出难度及危及生命。

五、临床情景实例与临床思维分析

临床情景实例 1

(1) 患者,男,25 岁,装修工人,铁钉掉入喉部致失声半小时。请检查。

(2) 查:间接喉镜下见一铁钉嵌顿于声门裂,声带黏膜下少许出血。请处理。

临床思维分析:①装修工人常将铁钉等物含于口内,并仰头操作,与人说话时,此类物品易掉入喉内形成喉异物;②异物嵌顿于喉腔,可立即引起失声、呛咳,严重时呼吸困难,甚至窒息死亡;③尖锐异物可损伤喉黏膜,出现喉黏膜出血、水肿,导致疼痛、呼吸困难等症状;④间接喉镜下喉异物取出术适用于异物位于喉前庭以上,能合作的患者;⑤喉异物取出后,应给予抗生素、糖皮质激素雾化吸入以防止喉水肿、支气管炎、肺炎的发生。

临床情景实例 2

(1) 患者,女性,72 岁,进食时呛咳出现声音嘶哑、喉痛 4 小时。请检查。

(2) 查体:间接喉镜下行咽部及喉部检查,未发现异物。请继续检查。

（3）电子喉镜下见一鱼刺嵌顿于左侧喉室。请处理。

临床思维分析：①喉部细小异物非常少见，一般进入气管、支气管内；②老年人咽喉部感觉减退或进食时说话可致异物进入喉腔或气管、支气管，形成喉异物或气管、支气管异物；③若异物太小、患者配合不佳或喉腔暴露不良，可在纤维喉镜下检查及取出异物。

临床情景实例 3

（1）患儿，男性，5岁，硬币掉入喉内出现呼吸困难、喉喘鸣半小时。患儿将硬币放入口内嬉戏时，硬币突然掉入喉腔，出现剧烈咳嗽、吸气期呼吸困难、喉喘鸣、声音嘶哑、发绀，就诊时已好转。请检查。

（2）查体：患儿呼吸急促，口唇无发绀，轻度吸气期呼吸困难及喉喘鸣，吸气期轻度三凹征。请继续检查。

（3）辅助检查：喉前后位及侧位 X 线片示一扁平、圆形金属异物呈前后位嵌顿于声门下。请处理。

临床思维分析：①异物进入喉腔可引起剧烈咳嗽，并因反射性喉痉挛及喉阻塞引起吸气期呼吸困难、喉喘鸣、发绀，甚至窒息死亡；②喉异物在喉前后位及侧位 X 线片上一般显示为前后位，与食管异物呈冠状位不同；③较大喉异物应尽早在全麻下行直接喉镜检查及异物取出，术前应备气管镜、气管异物钳和吸引器，以便术中异物落入气管时使用；④术前禁用镇静剂，因其可抑制呼吸，加重呼吸困难。

临床情景实例 4

（1）患儿，男性，3岁，进食橘瓣时出现呼吸停止、窒息 3 分钟。患儿奶奶在为患儿喂食橘瓣时，橘瓣突然被患儿吸入喉腔，出现呼吸停止、意识丧失。请马上处理。

（2）查体：患儿大小便失禁，全身肌肉松弛，口唇青紫，呼吸停止，瞳孔散大，意识丧失。请继续处理。

临床思维分析：①喉异物是耳鼻咽喉头颈外科急重症之一，如及时处理，可使患者转危为安，否则危及患者生命；②腹部冲击法（Heimlich 手法）是喉异物急救的重要方法，利用肺部残留气体形成气流将异物冲出；③以手指抠异物不可取，其可能导致堵塞进一步加重；④喉异物是喉阻塞的病因之一，Ⅲ度喉阻塞需做好气管切开的准备，以防治疗时异物突然移动，导致生命危险，Ⅳ度喉阻塞应立即行气管切开，若病情十分紧急，可先行环甲膜穿刺或切开，待呼吸困难缓解后，再于直接喉镜下取出，声门下异物也可自气管切开处向上取出异物；⑤缺氧超过 5 分钟，就可造成脑组织永久损伤，窒息抢救成功后注意采取脑复苏。

（黄远见　艾文彬）

第二十四章

气管切开术和环甲膜穿刺术

Tracheotomy and Circothyroid Membrane Puncture

第一节　气管切开术

Tracheotomy

一、适应证

1. 任何原因导致的Ⅲ~Ⅳ度喉阻塞。

2. 下呼吸道分泌物潴留、阻塞造成的呼吸困难。

3. 某些手术的前置手术,如行颌面、咽、喉部手术,防止术后局部组织肿胀阻碍呼吸。

4. 长时间需要使用呼吸机辅助呼吸者。

二、禁忌证

1. 紧急气管切开无绝对禁忌证。

2. 相对禁忌证:常规气管切开术凝血功能障碍及重症血小板减少者。

三、标准操作规程

见表 24-1。

表 24-1　气管切开术操作规程

准备	医师准备:穿工作服,戴口罩、帽子,洗手
	核对患者信息
	再次核对血常规、凝血功能、肝肾功能、心电图、胸片等检查结果
	取得患者知情同意并签字,测血压、脉搏正常

119

准备	用物准备：气管切开包、输氧装置、吸引器、消毒手套、络合碘、利多卡因、肾上腺素、0.9% 氯化钠注射液、10 号刀片、12 号刀片、合适的气管套管[1]、5ml 注射器、记号笔、缝针、丝线、纱布及纱条等
操作过程	体位：仰卧位，垫肩，头后仰，不能耐受上述体位者，可取半卧位或坐位
	标记切口位置： 纵切口：颈前正中，触摸环状软骨下缘及胸骨上窝上缘一横指并标记；横切口：触摸环状软骨下缘 3cm，在其下沿颈前皮纹标记 4~5cm
	取气管切开包，检查包的有效期
	打开气管切开包的外层 3/4
	戴无菌手套，打开气管切开包的外层 1/4 及内层
	巡回护士将备用物品打开，开物品前均需核对效期
	消毒顺序：以切口为中心，由内向外；紧急情况下可以不消毒
	消毒范围：直径 15cm 以上
	助手消毒 3 次，消毒不留空隙，每次范围小于前一次，最后范围大于孔巾直径
	检查物品是否齐全，抽吸药品，准备刀片、缝线等；检查气管套管管芯、内套齐全，扎好气管套管旁固定带
	铺无菌孔巾
	麻醉：用含有肾上腺素的 1% 利多卡因行颈前切口部位皮下浸润麻醉，注射前均要抽吸；紧急情况及昏迷患者可不麻醉
	切口：按标记切口部位切开皮肤及皮下组织，如有出血予以压迫、钳夹，必要时结扎
	分离颈前组织：分离暴露颈白线，沿颈前白线分离颈前肌肉，并用拉钩牵引，保持正中位；分离时经常触摸气管，防止移位
	处理甲状腺峡部：暴露甲状腺峡部，将峡部下缘向上分离，向上牵拉暴露气管；遇峡部较宽时，将其切断并缝扎
	暴露气管：暴露气管前壁，注射器刺入回抽有空气证实为气管，并在气管内注入 1~2ml 利多卡因，此时多有呛咳，应立即退针[2]
	切口气管：检查切口无出血，镰状刀或尖刀挑开气管 3~4 环，气管扩张器或弯血管钳撑开气管切开口，助手吸除血液及分泌物，防止流入气管
	安放套管：经气管切口插入带有管芯的气管套管后，迅速拔出管芯，少许棉絮放置管口，看是否随呼吸飘动，如有飘动，证实插入气管
	安放内套管，取出气管扩张器或弯血管钳
	固定套管：套管旁固定带两端打方结于颈部一侧[3]，松紧适中（约能伸入一指为宜），并将管芯放置在床旁的抽屉内
	检查切口周围是否有出血，切口较长时缝合纵切口套管上方切口 1~2 针[4]；将中间开口纱布置于套管两侧覆盖伤口
	协助患者复原衣物，监测生命体征
	告知患者及家属术后注意事项[5]

疑点导航:

1. 合适的气管套管:根据患者的年龄、性别选择不同的气管套管(表 24-2)。

表 24-2　气管套管型号与患者年龄、性别的关系项目

	00 号	0 号	1 号	2 号	3 号	4 号	5 号	6 号
内径 /mm	4.0	4.5	5.5	6.0	7.0	8.0	9.0	10
长度 /mm	40	45	55	60	65	70	75	80
适用人群	1~5 月龄	1 岁	2 岁	3~5 岁	6~12 岁	13~18 岁	成年女性	成年男性

2. 暴露气管后,注射器刺入回抽有空气可以证实为气管,注入 1~2ml 利多卡因防止气管切开后剧烈咳嗽。注射后应立即退针,可防止刺破气管后壁出血或损伤食管壁。

3. 气管套管旁固定带两端一定要打结牢固,松紧适中,不能松脱,防止脱管。

4. 切口较短时,可不予缝合。套管下方不缝合以免发生皮下气肿,并便于伤口引流。

5. 要保持套管及下呼吸道通畅,清洗内套管;保持室内温度及湿度;防止套管脱出,及时更换套管旁敷料;患者不能随意拔出套管。拔管时期及拔管后处理:喉阻塞病因解除后可考虑拔管,拔管前需要先堵管 24~48h,堵管期间备好气管切开包,如果患者活动、睡眠呼吸平稳,可以拔出套管。予以蝶形胶布将切口两侧拉拢,自行愈合。

四、常见并发症及处理

1. 伤口出血

(1) 原发性出血:多为术中止血不彻底或结扎血管不牢脱落所致。出血量较少时在切口周围予以凡士林纱条或碘仿纱条压迫止血,辅以止血、镇咳药物多可止血。若不能止血,则需要打开切口,缝扎止血。

(2) 继发性出血:较少见,气管切开过低、套管磨损血管引起大出血。大出血时更换带气囊套管,保持呼吸道通畅,积极止血并予以抢救。

2. 套管脱出

(1) 经常检查套管位置,防止脱出。

(2) 床旁备气管切开包。

(3) 套管内无气流通过可判断套管脱出;如果气管切开在 1 周以内,迅速

用弯血管钳撑开气管切口,重新带内芯插入;超过一周者,一般可直接插入。

3. 皮下气肿

(1) 单纯的皮下气肿可不做特殊处理,气体自行吸收。

(2) 气肿严重时,将切口缝线拆除,以利气体逸出。

4. 纵隔气肿和气胸

(1) 气量较少,且无症状时可不处理。

(2) 纵隔气量较多时,沿气管前下区向下方分离,放出气体。

(3) 气胸影响呼吸,行胸腔闭式引流。

5. 肺部并发症

(1) 应用抗生素,防止肺部感染。

(2) 维持室内温度在 22℃,湿度 90% 以上,用祛痰剂雾化吸入等方法湿化气道,及时清洗内套管,吸除气管内分泌物,保持下呼吸道通畅。

6. 呼吸骤停 为气管切开不常见并发症。其原因是长时间气道阻塞造成二氧化碳潴留及缺氧,二氧化碳浓度升高可兴奋呼吸中枢,继续升高则转为抑制。此时靠颈动脉体接受缺氧刺激。气管切开后,吸高浓度氧后血氧浓度迅速升高,而二氧化碳对中枢抑制尚未解除,易出现呼吸、心跳暂停。长期呼吸道阻塞患者,行血气检查,气管切开后低浓度给氧,继续人工呼吸。

7. 气管食管瘘

(1) 切气管时不宜切过深,以免切开气管后壁及食管壁。

(2) 食管碘油造影剂流入气管可以确诊。

(3) 鼻饲,观察是否愈合。

(4) 不能愈合者需要手术修补。

8. 拔管困难

(1) 检查喉、气管阻塞尚未完全解除,积极治疗后再拔管。

(2) 清除套管上方肉芽组织。

(3) 更换小号套管,再试堵管。

(4) 气管切口在 2~4 环,不能过高,防止损伤环状软骨,造成喉狭窄。

五、喉阻塞相关知识

1. 病因

(1) 炎症:如小儿急性喉炎、急性会厌炎、白喉及邻近的咽后脓肿、颌下蜂窝组织炎等。

(2) 喉外伤:如喉部挫伤、撞伤、切割伤、喉烫伤及烧伤。

(3) 肿瘤:喉癌、喉乳头状瘤、喉咽肿瘤、甲状腺肿瘤等。

(4) 喉部异物:较大的嵌顿性异物,易引起喉痉挛。

（5）喉水肿：除炎症、外伤引起的喉水肿外，变态反应所致的喉水肿，起病急、发展快。

（6）声带麻痹：各种原因引起双侧声带不完全麻痹，外展不能。

（7）喉痉挛：破伤风患者和喉部异物刺激导致喉痉挛引起喉阻塞。

（8）喉部先天性疾病和喉部瘢痕狭窄：前者有先天性喉喘鸣、喉蹼等，后者由于外伤所致。

2. 临床表现

（1）吸气性呼吸困难：当声门变窄时，吸入的气流将声带推向下方，使两侧声带游离缘彼此靠近，故声门更为狭小而出现吸气困难。

（2）吸气性喉喘鸣：吸气时气流通过狭窄的声门，形成气流漩涡冲击声带，声带颤动发出喘鸣声。

（3）吸气性软组织凹陷：由于用力吸气时胸腔内负压增加，使胸壁的软组织内陷而出现胸骨上窝、锁骨上窝、肋间隙、上腹部等处的吸气性凹陷现象。

（4）声音嘶哑：病变在声带处，发生嘶哑症状。

（5）发绀：为缺氧表现。

3. 喉阻塞分度

根据病情轻重，喉阻塞可分为四度：

一度：平静时无症状，哭闹、活动时有轻度吸气性困难。

二度：安静时有轻度吸气性呼吸困难，活动时加重，但不影响睡眠和进食，缺氧症状不明显。

三度：吸气期呼吸困难明显，喉鸣声较响，胸骨上窝、锁骨上窝等处软组织吸气期凹陷明显。因缺氧而出现烦躁不安、难以入睡、不愿进食。患者脉搏加快，血压升高，心跳强而有力，即循环系统代偿功能尚好。

四度：呼吸极度困难。由于严重缺氧和体内二氧化碳积聚，患者坐卧不安，出冷汗，面色苍白或发绀，大小便失禁，脉搏细弱，心律不齐，血压下降。如不及时抢救，可因窒息及心力衰竭而死亡。

4. 治疗

喉阻塞能危及生命，必须积极处理。应按呼吸困难的程度和原因，采用药物或手术治疗。

（1）一度：由喉部炎症引起者，应及时使用激素加抗生素，配合蒸汽吸入或雾化吸入等。

（2）二度：严密观察病情变化，作好气管切开术的准备工作。如为异物，应立即取出；如为肿瘤，可考虑气管切开。

（3）三度：如为异物应及时取出，如为急性炎症，可先试用药物治疗，若观察未见好转或阻塞时间较长，应及早施行气管切开。因肿瘤或其他原因引起的喉阻塞,宜先行气管切开,待呼吸困难缓解后,再根据病因,给予其他治疗。

(4)四度:立即开放气道,行气管内插管(喉阻塞患者大多因有插管禁忌而放弃采用)和紧急气管切开术。病情十分危急时可先行环甲膜切开或穿刺。

六、临床情景实例与临床思维分析

临床情景实例1　患者,男性,52岁,声音嘶哑半年,呼吸困难5天就诊。无明显诱因下声音嘶哑,近5天出现呼吸困难,进行性加重。体格检查:患者吸气性呼吸困难,可闻及喉鸣音,鼻导管吸氧状态下血氧60%~70%,心率100次/min,神志淡漠。间接喉部检查:会厌喉面可见菜花状新生物,遮盖声门,声带结构不可见,拟行喉部肿瘤切除手术,故先行紧急气管切开术。请予以处理。

临床思维分析:本病例考查对喉阻塞的处理、气管切开适应证的掌握。判断患者出现的喉阻塞为三度,因喉部肿瘤所致,病因短时间难以得到解除,应尽早行气管切开术。

临床情景实例2　患者,男性,65岁,呼吸困难2个月,诊断为"喉癌,喉阻塞四度"。刚在急诊局麻下顺利行气管切开术后吸出大量脓痰,给高浓度吸氧,患者血氧饱和度迅速上升,数分钟后患者血氧饱和度突然降至60%,心率70次/min,患者意识散失,呼吸6次/min。血气分析:PH 7.12,PO_2 42mmHg,PCO_2 110mmHg。请行急救处理,并向患者家属解释出现这一现象最可能的原因。

临床思维分析:①立即行机械通气治疗;②为气管切开不常见并发症。其原因是长时间气道阻塞造成二氧化碳潴留及缺氧,二氧化碳浓度过高可抑制呼吸中枢;此时呼吸需要低氧血症刺激外周感受器(颈动脉体);气管切开后,吸高浓度氧后血氧浓度迅速升高,低氧血症对外周感受器刺激减少,转为抑制,与二氧化碳对中枢抑制共同作用,导致呼吸抑制,进一步加重二氧化碳潴留,而出现肺性脑病。

临床情景实例3　患者,男性,52岁,呼吸困难5天,诊断为喉癌。行气管切开后2小时,检查气管切开口周围出血,请行相关处理。

临床思维分析:本病例考查术后原发性出血并发症的处理。告知患者家属可能存在出血的原因,可能为术中止血不彻底或结扎血管不牢脱落所致。先可在切口周围予以凡士林纱条或碘仿纱条压迫止血,若不能止血,则需要打开切口,缝扎止血。

临床情景实例4　患者,男性,35岁。因长期睡眠打鼾憋气,诊断为"阻塞型睡眠呼吸暂停低通气综合征(OSAHS)",拟在全麻插管下行改良悬雍垂腭咽成形术(H-UPPP)术。全麻诱导、麻醉医师置入喉镜后,声门暴露不清,经多次气管插管失败,咽部软组织损伤出血,不能窥见声门。面罩加压给氧维持,血氧饱和度 85%,心电监护:血压 140/90mmHg,心率 100 次 /min,为保证手术顺利进行,请继续处理。

临床思维分析:由于患者咽腔狭窄,置入喉镜后,声门暴露不清,尝试盲插管失败,咽部出血。此时应该快速行气管切开插管,建立气道,改善通气,防止咽部血液流入气管,手术得以继续进行。临床上,术前要认真评估困难气道,可以在自主呼吸表面麻醉下插管,预防快速麻醉诱导后发生插管困难。

临床情景实例 5 患者,男性,50 岁,全麻下行双甲状腺次全切除术,拔气管插管后回病房,突然出现呼吸困难,发绀。拆除切口缝线可见血凝块,呼吸困难不能缓解。置入喉镜后发现难以暴露声门,尝试插管失败,请根据病情迅速继续处理。

临床思维分析:血肿压迫气道导致呼吸困难是甲状腺手术常见的术后并发症,在气道急性梗阻时,应选择相对无创、快速的气管内插管,但在插管失败后,气管切开术为其适应证。

临床情景实例 6 患者,男性,23 岁,因患急性会厌炎出现呼吸困难 5 天,行气管切开后呼吸平稳。患者咳嗽后突然再发呼吸困难,口唇发绀,大汗淋漓,请行相关处理。

临床思维分析:气管切开后再次出现呼吸困难,要考虑:①套管内管阻塞应及时清理内套管;②套管外管阻塞应拔出内套管;③分泌物或痂皮堵塞下呼吸道应进行下呼吸道吸痰;④套管脱出应及时置入气管内。

临床情景实例 7

(1) 患者,男性,55 岁,气管切开插管后行"右侧喉垂直部分切除术" 术后 7 天,患者带有气囊硅胶套管,拟拔出气管套管,经鼻呼吸,请行相关处理。

(2) 直接堵管出现呼吸困难,请进一步处理。

临床思维分析:本案例考查拔管困难的处理。带有气囊的套管直接堵管,易出现呼吸困难,需要更换合适的金属套管后试堵管;换管及堵管过程中备好气管切开包。

临床情景实例 8 患者,男性,23 岁,因出现呼吸困难 5 天,诊断为"急性会厌炎"。行气管切开后呼吸平稳。患者出现进食后呛咳,套管内可见食物,请进一步明确诊断,行相关处理。

临床思维分析:根据患者病史及临床表现,应注意是否为气管食管瘘。食管碘油造影剂流入气管可以确诊。先予以鼻饲,观察是否愈合,不能愈合者需要手术修补。

临床情景实例 9 患者,男性,54 岁,患"舌癌"拟行手术治疗,既往有"颈椎病史(具体)",请耳鼻咽喉头颈外科会诊行术前气管切开术。

临床思维分析:气管切开术适应证包括颌面部等手术的前置手术。注意患者既往有"颈椎病史",可能不能耐受仰卧位,需进行特殊体位处理。

临床情景实例 10　患者,女性,42 岁,车祸外伤后 2 小时入院,已在神经外科手术治疗。患者深昏迷,人工辅助呼吸 14 天,请耳鼻咽喉头颈外科会诊行气管切开术。

临床思维分析:气管切开术适应证包括长时间需要使用呼吸机辅助呼吸者。

临床情景实例 11　患儿,男性,5 岁,主诉颅脑及颜面部外伤 2 小时。检查颅脑内出血、下颌骨骨折,鼻骨骨折,张口受限,鼻腔及口咽大量出血。意识不清,为维持气道通畅,请予以立即处理

临床思维分析:张口受限、鼻腔大量出血,不易行气管插管,应立即行气管切开术维持气道通畅。

第二节　环甲膜穿刺术
Circothyroid Membrance Puncture

一、适应证

1. 急性喉及以上气道梗阻的紧急情况。
2. 过于紧急或无条件行气管切开而需快速开放气道的暂时处理办法。
3. 气管内给药的途径。

二、禁忌证

1. 紧急情况下无绝对禁忌证。
2. 明确气道阻塞平面在环甲膜水平以下及有严重凝血功能障碍者。

三、标准操作规程

见表 24-3。

表 24-3　环甲膜穿刺标准操作规程

准备	医师准备:穿工作服,戴口罩、帽子,洗手
	核对患者床号、姓名
	取得患者知情同意并签字,有条件时行心电监测
	用物准备:环甲膜穿刺针[1]、消毒手套、络合碘、无菌棉签、10ml 注射器、2% 利多卡因溶液、0.9% 氯化钠注射液、简易呼吸器、输氧装置、记号笔等

续表

操作过程	体位:仰卧位,垫肩,头后仰,不能耐受上述体位者,可取半卧位或坐位
	标记穿刺点位置:在甲状软骨下缘及环状软骨上缘之间正中可以触摸到一凹陷[2],标记此处为穿刺点
	戴无菌手套
	消毒顺序:以穿刺点为中心,由内向外(紧急情况下可以不消毒)
	消毒范围:助手消毒3次,消毒不留空隙,每次范围小于前一次直径15cm以上
	麻醉:用含有肾上腺素的1%利多卡因行穿刺部位皮下浸润麻醉,注射前均要抽吸;临床上大多因损伤较小及情况紧急争取时间而不行麻醉
	检查环甲膜穿刺针,内芯置入外套内,穿刺针是否通畅
	穿刺:左手拇指和示指固定穿刺周围皮肤并绷紧,右手持环甲膜穿刺针,针尖斜面朝上,朝气管纵向与颈正中线成45°角进针,注意勿用力过猛,出现落空感即表示针尖已进入喉腔或气管
	拔出内芯,接10ml注射器,回抽有空气;或棉絮纤维放置在穿刺针口观察,见纤维随呼吸摆动可判断进入气道内
	胶布固定穿刺针,防止脱出或移位
	经穿刺针接氧气管、简易呼吸器或者呼吸机给患者输氧,或进行气管内给药
	监测患者生命体征,整理衣物
	患者情况稳定后,尽早行气管切开术
	如患者病情好转、已行气管切开术或气管给药完毕,需拔出穿刺针[3];拔出前后穿刺针周围消毒,无菌纱布压迫并固定

疑点导航:

1. 环甲膜穿刺针　目前有接呼吸机环甲膜穿刺针,也可使用12~16号带套管的静脉穿刺针,紧急情况下直接用粗的注射器针头代替。

2. 先触及甲状软骨上切迹,向下滑行可感觉一凹陷区域即为环甲膜。或者从胸骨上窝开始沿气管向上触及"第一个隆起"为环状软骨弓,其上缘的凹陷部位即为环甲膜。

3. 通气时间一般不超过24h,以免发生感染和瘢痕组织形成而出现气道狭窄。

四、常见并发症及处理

1. 出血

(1)对凝血功能障碍者穿刺应该慎重。

（2）出血较大者，考虑行气管切开术，插入带气囊的套管，防止血液流入气管，并积极采取止血措施。

2. 食管受损　穿刺方向错误或用力过猛所致。疑有食管损伤者先予以进食或鼻饲，一般可以自行愈合。如果长期不愈合，则需要手术修补。

3. 皮下及纵隔积气　穿刺后不可长时间通气，尽早行气管切开术。积气较少可不处理，较多量者处理见"气管切开术并发症及处理"。

五、临床情景实例与临床思维分析

临床情景实例 1　患者，男性，20 岁，咽痛、吞咽疼痛加重 10 小时。行门诊电子喉镜检查发现会厌呈球形肿胀，遮盖喉口，梨状窝积液。刚检查结束，突然出现呼吸困难加重，明显吸气相软组织"四凹征"，大汗淋漓。请行相关处理。

临床思维分析：①判断该患者诊断考虑为"急性会厌炎"，检查后出现急性喉阻塞三度；②应快速开放气道，开放气道有 3 种方法：气管内插管、气管切开术及环甲膜穿刺（切开）术。该患者有明显的插管禁忌，故选择气管切开术。对于急性喉阻塞，伴有分泌物潴留，在没有充分准备时行气管切开术有一定的危险性，行环甲膜穿刺术呼吸困难得到缓解，再行气管切开可降低风险；③临床上对疑似"急性会厌炎"的患者，最好在有立即建议人工气道的条件下进行电子喉镜检查，以防意外的发生。

临床情景实例 2　患儿，男性，2 岁，呼吸困难 10 分钟入院。10 分钟前口含硬币玩耍，跌倒后突然出现剧烈咳嗽、呼吸困难、失声、口唇发绀。院前已经行腹部冲击法（Heimlich 手法）未见好转。检查：呼吸微弱，脉搏细数，请迅速处理。

临床思维分析：急性喉阻塞来不及行气管切开术是环甲膜穿刺术的适应证之一。

临床情景实例 3　患者，女性，22 岁，因车祸致口咽部受伤 1 小时。检查：张口受限，口底肿胀明显，声音嘶哑，渐进性出现吸气性呼吸困难加重，面色苍白，血压下降。作为院前急救人员，请行最合适的处理。

临床思维分析：院前急救时环甲膜穿刺术在创伤较小的情况下可暂时性的缓解喉阻塞，为本例患者最合适的处理。

临床情景实例 4　患者，男性，20 岁，咽痛、吞咽疼痛加重 10 小时。行门诊电子喉镜检查，发现会厌呈球形肿胀，遮盖喉口，梨状窝积液。检查结束，突然出现呼吸困难加重，明显吸气相软组织"四凹征"，大汗淋漓。行环甲膜穿刺后症状得到缓解，但咳嗽时穿刺针管内可见血性分泌物，请行相关处理。

临床思维分析：出血是环甲膜穿刺的并发症之一。对凝血功能障碍者穿刺应该慎重。出血较大时,考虑行气管切开术,插入带气囊的套管,防止血液流入气管,并积极采取止血措施。

临床情景实例 5　患者,男性,20 岁,咽痛、呼吸困难 3 小时就诊。诊断急性会厌炎、喉阻塞三度。行环甲膜穿刺后症状得到缓解,患者颈部出现肿胀,并有捻发感,请行相关处理。

临床思维分析:环甲膜穿刺后出现皮下气肿,应尽早行气管切开术。积气较少可不处理,较多量者处理见"气管切开术并发症及处理"。

（石大志　艾文彬）

第二十五章　耳鼻咽喉头颈外科换药
ENT Head and Neck Dressing Change

第一节　头颈部换药与拆线
Head and Neck Dressing Change and Suture Removal

一、换药

（一）适应证

1. 需要观察伤口情况者。

2. 伤口敷料被渗出分泌物浸湿，或有出血倾向者；伤口敷料松脱或被污染者。

3. 伤口内放置引流物需更换或拔除者。

4. 伤口已愈合需拆线者。

（二）禁忌证

无绝对的禁忌证。

二、拆线

（一）适应证

1. 正常手术切口，已到拆线时间，切口愈合良好，局部及全身无异常表现者。

2. 伤口术后有红、肿、热、痛等明显感染者，应提前拆线。

（二）延迟拆线的指征

1. 严重贫血、消瘦，轻度恶病质者。

2. 严重失水或水电解质紊乱尚未纠正者。

3. 老年体弱及婴幼儿患者伤口愈合不良者。

4. 伴有呼吸道感染、咳嗽。

5. 切口局部水肿明显且持续时间较长者。

6. 有糖尿病史者。

7. 服用糖皮质激素者。

三、标准操作规程

见表 25-1~ 表 25-3。

表 25-1 头颈部术后普通换药、拆线标准操作规程

准备		医师准备:穿工作服,戴口罩、帽子,洗手
		核对患者床号、姓名
		告知患者操作目的,消除患者心理恐惧,取得配合
		取合适体位,询问患者伤口感觉
		评估环境,换药室消毒,注意保暖(必要时拉屏风)
		物品准备:换药包(治疗碗或盘 2 个,有齿镊、无齿镊各 1 把或血管钳 2 把、拆线剪 1 把),棉球若干,纱布若干,胶布、络合碘等
操作过程	**换药**	暴露患者换药拆线部位(包括转移组织瓣供区),松开绷带
		用手沿切口方向揭开胶布及外层敷料[1],再次洗手
		取换药包,检查有效期
		打开换药包,将此次操作需要的络合碘棉球及敷料等放入换药包中
		以持物钳整理换药包内物品
		用镊子或血管钳沿切口方向揭开内层敷料;若敷料黏结于创面,先用生理盐水渗透
		一把镊子或血管钳直接用于接触伤口,另一把镊子或血管钳专用于传递换药碗中物品[3]
		观察伤口情况[2](愈合情况、有无红肿热痛、分泌物等)
		用络合碘棉球由内至外消毒切口及周围皮肤 5~6cm 两遍,消毒范围应超出纱布覆盖范围,第二遍小于第一遍范围
	拆线	消毒两次后拆线
		据病情决定拆线方式[4]:全拆线或间断拆线
		拆线前检查切口是否愈合牢固
		用有齿镊或血管钳轻提缝合口上打结的线头,使埋于皮肤的缝线露出
		用拆线剪将线头下方露出部剪断,向切口方向轻轻抽出,避免将暴露在皮肤外面的缝线经皮下拉出
		拆线过程中注意观察患者反应及伤口愈合情况
		拆完缝线后,用络合碘棉球再擦拭一次

续表

操作过程	覆盖敷料(光滑面朝下),擦干敷料外消毒液
	包扎固定[5]
	整理患者衣物、床单
	整理用物,垃圾分类处理,洗手
	交代拆线后注意事项:保持伤口干燥清洁,不要剧烈运动,咳嗽时注意护住伤口等

疑点导航:

1. 关注敷料吸附的渗出物,评估需要的器械和敷料的数量、种类。不要过量开取用物,造成浪费。胶布要顺着毛发方向揭起,动作要轻柔,不可暴力。揭开纱布要顺着伤口方向,垂直揭开易使伤口再裂开。

2. 观察伤口有无红肿、出血,有无分泌物及其性质,注意创面、转移皮瓣皮肤、黏膜、肉芽组织的颜色变化、愈合情况等。观察并早期判断有无乳糜漏、咽瘘、感染及唾液腺漏发生。

3. 操作过程中相对无菌(左手)镊子位置在上,而接触伤口(右手)镊子位置在下,以免污染。

4. 喉部手术一般7d拆线,但要观察伤口愈合情况及全身情况决定。

5. 选择胶布时要考虑患者是否有过敏史,胶布长短适宜,方向、位置适当,顺着患者横轴固定。颈部环形包扎时不宜过紧,以免影响血液供应。

表25-2 换药、拔普通伤口引流管标准操作规程

准备	医师准备:穿工作服,戴口罩、帽子,洗手
	核对患者床号、姓名
	评估有无拔管指征[1],告知患者操作目的,取得配合
	取合适体位,询问患者伤口感觉,揭敷料了解伤口情况,再次洗手
	评估环境,注意保暖,保护隐私(必要时拉屏风)
	物品准备:换药包(治疗碗或盘2个,有齿镊、无齿镊各1把或血管钳2把、拆线剪1把),棉球若干,纱布若干,胶布、络合碘等
操作过程	取换药包,检查有效期
	打开换药包,将此次操作需要的络合碘棉球及敷料等放入换药包中
	以持物钳整理换药包内物品
	暴露患者换药部位,检查引流管是否通畅、引流袋内容物颜色、性状、气味及量
	用手沿切口方向揭开外层敷料

操作过程	用镊子或血管钳沿切口方向揭开内层敷料(若敷料黏结于创面,先用生理盐水渗透)
	一只镊子或血管钳直接用于接触伤口,另一镊子或血管钳专用于传递换药碗中物品
	观察伤口情况(伤口愈合情况、有无红肿热痛、分泌物等)
	用络合碘棉球由内至外消毒切口及周围皮肤 5~6cm 两遍,消毒范围应超出纱布覆盖范围,第二遍小于第一遍范围,近端引流管亦应用棉球消毒两遍(长度 5~6cm)
	消毒两次后拔伤口引流管
	拔管前拆除固定引流管缝线
	负压状态下边旋转边退管,直至完全拔出
	检查引流管完整性,伤口内有无残留及血块填塞
	拔管过程中注意观察患者反应及伤口引流情况
	拔管后,用络合碘棉球再擦拭一次(内至外)
	覆盖敷料[2](光滑面朝下),擦干敷料外消毒液
	胶布固定(长短适宜,方向、位置适当)
	整理患者衣物、床单
	整理用物,垃圾分类处理,再次洗手记录
	交代拔管后注意事项:保持伤口干净清洁,注意有无出血、渗液,定期换药

疑点导航:

1. 引流条一般在术后 24~48h 拔除。橡胶或硅胶引流管引流伤口,隔 1~2d 换药 1 次;观察引流液的量及性状,维持负压并且引流管通畅下 24h 引流量小于 15ml,可以换药拔除引流管。

2. 敷料一般盖 8 层纱布以上(一块纱布为 8 层),若有明显渗液,必要时需加盖棉垫。

表 25-3　感染性伤口换药标准操作规程

准备	医师准备:穿工作服(根据患者伤口的情况来决定是否需要采取隔离措施),戴口罩、帽子,洗手
	核对患者床号、姓名
	告知患者操作目的,取得配合,测呼吸、血压、脉搏等生命体征
	治疗床上铺防水中单,患者取合适体位,询问患者伤口感觉,了解伤口情况[1],再次洗手
	评估环境,注意保暖,保护隐私(必要时拉屏风)
	物品准备:清创换药包(治疗碗或盘 2 个,消毒杯 1 个,有齿镊、无齿镊各 1 把,血管钳 2 把、拆线剪、组织剪各 1 把),5ml 注射器,棉球若干,纱布若干,胶布、络合碘等

续表

操作过程	取换药包,检查有效期
	打开换药包,将此次操作需要的络合碘棉球及敷料、注射器等放入换药包中
	以持物钳整理换药包内物品
	暴露患者换药部位
	用手沿伤口方向揭开外层敷料
	用镊子或血管钳沿伤口方向揭开内层敷料(若敷料黏结于创面,先用生理盐水渗透)
	观察伤口情况(有无红肿以及渗出,根据情况需要行感染伤口换药处理)
	换药过程中,一只镊子或血管钳直接用于接触伤口,另一镊子或血管钳专用于传递换药碗中物品
	用络合碘棉球由外至内消毒伤口及周围皮肤 5~6cm,消毒范围应超出纱布覆盖范围
	铺孔巾
	消毒两次后拆除感染处缝线,敞开伤口[2]
	用拆线剪将线头下方露出部剪断,向伤口方向轻轻抽出,避免将暴露在皮肤外面的缝线经皮下拉出
	5ml 注射器留取标本(分泌物)[3],湿棉球清除伤口内脓液,拆除伤口内线结,用生理盐水棉球、剪刀清除坏死组织[4]
	生理盐水冲洗伤口内部,擦干
	3% 过氧化氢浸泡 3min,生理盐水冲洗后擦干
	伤口用凡士林/生理盐水纱布条或高渗盐水纱布条填塞
	操作过程中注意观察患者反应
	用络合碘棉球再擦拭伤口周围皮肤 1 次(由内至外)
	覆盖敷料,擦干敷料外消毒液,胶布固定
	整理患者衣物、床单
	整理用物,标本送培养 + 药敏检查,垃圾分类处理
	交代注意事项:保持伤口干净清洁,观察伤口渗出,如有渗湿要及时换药,前期换药每日都需要执行。不要剧烈运动,咳嗽时注意护住伤口等,复测血压、脉搏等

疑点导航:

1. 换药顺序 多个患者需要换药时,先清洁伤口,其次污染伤口,后换感染伤口,最后换需消毒隔离的伤口(如气性坏疽、破伤风、铜绿假单胞菌等感染的伤口,应在最后换药或指定专人负责,严格执行隔离制度)。避免交叉感染。

先简单,后复杂;先缝合,后开放;先一般,后特殊。一个患者多个伤口也是如此。对于敷料明显渗湿以及有血液、体液隔离疾病的患者,换药时需戴手套操作。

2. 感染伤口处理原则是引流排脓;需拆开感染处缝线(其余正常部位缝线暂不拆除),扩大伤口,彻底引流;伤口内用生理盐水、过氧化氢和生理盐水反复冲洗,有坏死组织的应给予清创;用引流条填塞伤口内,保持底松口紧;伤口的周围可选择用碘酒消毒1遍、乙醇脱碘2遍或者络合碘消毒。注意感染性伤口需每天换药。化脓性伤口换药时,需仔细清除伤口周围的脓苔,至红色新鲜创面,以利于伤口愈合。

3. 换药时伤口分泌物识别:①血液,血性、淡红血性、鲜红血性、陈旧血性;②血浆,淡黄色清亮液体;③脓液,颜色、气味、黏稠度根据细菌种类而不同;④乳糜漏。

4. 若患者剧痛难忍无法配合治疗,可适当使用镇痛镇静药物。了解患者麻醉药物过敏史,予以局麻后操作,操作过程中注意观察患者反应。

四、临床情景实例与临床思维分析

临床情景实例 1 患者,男性,40 岁,全喉切除 + 颈淋巴结清扫手术后 2 天,无发热,伤口无明显红肿热痛及渗液。既往有双侧肾上腺切除手术史。请对其伤口行相关处理。

临床思维分析:颈部手术后 4~5 天可伤口拆线,但患者有双侧肾上腺切除手术史,需长期服用糖皮质激素替代治疗。应延迟拆线,予伤口换药及间断拆线。

临床情景实例 2 患者,女性,35 岁,行右侧甲状腺切除术后 2 天。颈部伤口无明显红肿热痛及渗液,昨天 24 小时伤口引流管引出约 10ml 淡红色血性液,请对伤口进行相关处理。

临床思维分析:甲状腺手术后普通伤口引流管仅作为预防性引流,术后 24 小时引流液量 <30ml,引流液清亮,无特殊不适症状,可予伤口换药并拔除伤口引流管。

临床情景实例 3 患者,男性,56 岁,因颈部外伤清创缝合后 2 天。请为其换药处理。

临床思维分析:外伤后清创缝合,注意患者有无发热,检查伤口有无红肿及渗出,按普通伤口换药处理。

临床情景实例 4 患者,男性,60 岁,诊断为"喉咽癌",手术后 6 天。低热,伤口中部红肿,疼痛,少许脓性渗液,触诊有波动感。患者既往无基础疾病。请对其伤口行相关处理。

临床思维分析：据症状体征,考虑伤口感染,存在脓肿形成可能,按感染性伤口敞开换药处理。留取伤口渗液送培养＋药敏检查,伤口充分引流。

临床情景实例 5　患者,男性,68 岁,诊断为"舌癌",行颈淋巴结清扫、扩大切除及股前外游离皮瓣修复,术后 1 天。诉切口疼痛。体格检查:体温 36.9℃,伤口无红肿,无明显渗液,引流管有血性液引出,24 小时量约 50ml,请处理。

临床思维分析：①患者手术范围较大,注意伤口引流情况,有无感染表现。引流量为 50ml,暂不拔出引流管。②观察皮瓣有无缺血及淤血,并及时处理。③注意供区的换药处理。

临床情景实例 6　患者,男性,50 岁,因头面部烧伤 10 天由外院转入。现颈部伤口有较多量渗出,敷料渗出液呈淡绿色,具有微甜腐霉气味。请予换药处理。

临床思维分析：患者考虑为铜绿假单胞菌感染,为特殊感染伤口,需严格执行隔离技术,换药前穿隔离衣,创面分泌物取标本送细菌培养＋药敏检查,伤口放置 1% 苯氧乙醇纱布,用过的器械要专门处理,敷料要焚毁或深埋。

临床情景实例 7　患者,男性,65 岁,因发现左颈部肿块半年入院,行左甲状腺切除、甲状腺峡部切除、右甲状腺大部切除及颈淋巴结清扫术。现为术后第 3 天,引流袋引流出约 8ml 淡红色血性液体,无血块,请予处理。

临床思维分析：①引流管 24 小时引流量小于 10ml,引流液不混浊,无特殊不适,可拔除引流管;②颈部伤口 5~7 天拆线,伤口未达拆线时间,仅行伤口换药处理。

临床情景实例 8

(1) 患者,男性,56 岁,因声音嘶哑 5 个月入院,诊断为"喉癌(声门上型 $T_3N_1M_0$)",行双侧颈淋巴结清扫术＋喉全切术。术后换药伤口愈合良好,术后第 7 天拆除伤口缝线,术后第 12 天由鼻饲改经口进软食,次日患者发热,颈前偏右侧皮肤明显红肿隆起,有波动感,请予处理。

(2) 穿刺隆起处可见脓性分泌物及食物残渣,请为其换药。

临床思维分析：患者经口进食后出现发热及颈前偏右侧皮肤明显红肿隆起,有波动感,考虑咽瘘形成。停止经口进食,穿刺隆起部位,有食物残渣或吞服亚甲蓝时伤口有蓝染可证实为咽瘘形成。采用鼻饲等方法加强营养,减少吞咽。扩大伤口外口,清除坏死组织,大量生理盐水和过氧化氢冲洗。放置引流条,加压包扎。选用敏感抗生素治疗。感染控制后,瘘腔内放置碘仿纱条有利于肉芽生长,搔刮瘘口周围肉芽组织,促进瘘口愈合。

第二节　耳部术后换药

Dressing Change after Ear Surgery

一、适应证

耳科手术后。

二、禁忌证

无绝对禁忌证。

三、标准操作规程

见表 25-4。

表 25-4　耳部(耳后切口)术后换药标准操作规程

准备	医师准备:穿工作服,戴口罩、帽子,洗手	
	核对患者床号、姓名	
	告知患者操作目的,取得配合	
	用物准备:消毒手套、耳科换药包、无菌耳纱条、纱布、绷带	
操作过程	体位:成人可取坐位,儿童可取侧卧位	
	去除耳外部敷料及绷带,有引流管者注意保护,防止引流管脱位[1]	
	戴无菌手套,观察患者及切口情况[2]	
	用络合碘棉球由外向内消毒耳廓及切口周围皮肤[3]	
	一把镊子或血管钳直接用于接触伤口,另一把镊子或血管钳专用于传递换药碗中物品[3]	
	用络合碘棉球由内至外消毒切口及周围皮肤 5~6cm 两遍,消毒范围应超出纱布覆盖范围,第二遍小于第一遍范围	
	术后1~4d	覆盖敷料(光滑面朝下),擦干敷料外消毒液
		胶布固定(长短适宜,方向、位置适当)
		视情况予以绷带包扎
	术后5~7d	据病情决定拆线方式:全拆线或间断拆线
		消毒两次后拆线
		拆线前检查切口是否愈合牢固
		用有齿镊或血管钳轻提缝合口上打结的线头,使埋于皮肤的缝线露出

操作过程	术后5~7d	拆线前检查切口是否愈合牢固
		用有齿镊或血管钳轻提缝合口上打结的线头,使埋于皮肤的缝线露出
		用拆线剪将线头下方露出部剪断,向切口方向轻轻抽出,避免将暴露在皮肤外面的缝线经皮下拉出
		拆线过程中注意观察患者反应及伤口愈合情况
		拆完缝线后,用络合碘棉球再擦拭一次
		覆盖敷料(光滑面朝下),擦干敷料外消毒液
		胶布固定(长短适宜,方向、位置适当)
	术后10~14d	抽出耳内纱条[4]
		观察术腔情况[5]
		将浸有抗生素的耳纱条填入术腔,直至分泌物较少
		耳内滴抗生素滴耳液
		向患者交代情况及注意事项[6]

疑点导航:

1. 观察引流管是否通畅,并记录引流液的颜色、性质和量。引流条一般在术后24~48h拔除。橡胶或硅胶引流管引流伤口,隔2~3d换药1次;引流3~5d,无明显引出液时给予换药拔除。

2. 注意患者有无面瘫、眩晕、恶心、呕吐、发热出血征象,观察切口或伤口有无红肿、渗出等。

3. 用络合碘棉球由外至内消毒伤口及周围皮肤5~6cm,消毒范围应超出纱布覆盖范围。

4. 如出现面瘫、眩晕、恶心、呕吐现象应尽早拔出耳内填塞物。

5. 观察分泌物性质和量,有分泌物时蘸取脓液送检细菌培养及药敏试验。注意皮瓣愈合情况,有无术腔狭窄、肉芽等。

6. 术腔不能进水;术后1个月避免上呼吸道感染,禁止擤鼻;术后半年到1年清理术腔内痂皮。

四、临床情景实例与临床思维分析

临床情景实例1　患者,男性,45岁,右耳反复流脓10年,加重伴眩晕1个月入院。入院后诊断为慢性化脓性中耳炎,迷路炎。在全麻下行"右耳乳突根治术、鼓室成形术、人工听骨植入术"。现术后第3天,自述仍有眩晕,请给予术后换药。

临床思维分析:①患者系慢性化脓性中耳炎引起的颅外并发症,已行手术治疗,现术后第3天,应给予耳部换药;②患者术后应绝对卧床3天,且仍有眩晕症状,故耳部换药应采取侧卧位。

临床情景实例2　患者,女性,40岁。左耳"乳突根治术、鼓室成形术"后第5天,耳部换药时见耳纱条上分泌物呈黄绿色,且量较多,请给予进一步处置。

临床思维分析:患者术腔分泌物呈黄绿色,考虑术后感染,换药时应抽出耳内全部纱条后,将浸有抗生素(左氧氟沙星滴耳液)的耳纱条填入外耳道,每日换药2次。蘸取脓性分泌物送细菌培养及药敏试验。

临床情景实例3　患者,男性,25岁。右耳"乳突根治术、鼓室成形术"术后5天,出现右侧闭眼迟钝,口角歪斜,请为患者处理。

临床思维分析:患者术后出现迟发型面瘫,应尽早换药取出术腔内纱条,同时糖皮质激素及营养神经治疗。

第三节　鼻部(内镜)术后换药

Dressing Change after Endoscope Surgery

一、适应证

鼻内镜手术后鼻腔换药。

二、禁忌证

无绝对禁忌证。

三、标准操作规程

见表25-5。

表25-5　鼻(内镜)术后换药标准操作规程

准备	医师准备:穿工作服,戴口罩、帽子,洗手
	核对患者床号、姓名
	充分沟通,消除患者紧张情绪,并知情同意
	用物准备:鼻内镜及显示系统、消毒手套、枪状镊、前鼻镜、吸引器、鼻纱条、1%丁卡因液、1%麻黄液等

续表

操作过程	体位:成人可取坐位,或半卧位	
	麻醉:用 1% 麻黄素液棉片收缩鼻腔黏膜,用表面麻醉药 1% 丁卡因行鼻腔黏膜表面麻醉 2~3 次,每次间隔 5min	
	术后 1~2d	鼻内镜下清除分泌物
		取出鼻腔填塞物[1](凡士林纱条为例):理顺纱条囊袋及其内填塞纱条
		枪状镊夹取出囊袋内纱条,缓慢拔出
		询问患者是否疼痛或神经反射[2],可边麻醉边拔出
		观察鼻出血情况,出血较多时停止拔出,予以止血处理,分次取出鼻腔内填塞物
		拔出后再次表面麻醉
		鼻内镜检查黏膜是否糜烂、出血,鼻中隔是否血肿、脓肿及穿孔
		检查有无鼻腔填塞物残留
		次日起行鼻腔冲洗
		在鼻内镜下检查,特别是最易发生粘连的部位,如各窦口及中鼻道的前端
		鼻内镜下用枪状镊清理术腔,去除术腔内的分泌物、结痂和清理残留的病变组织,确保中鼻道窦口通畅
	术后 2 周至 2~3 月[3]	鼻内镜检查鼻腔是否通畅,鼻窦口引流情况
		吸引器清除鼻道内分泌物及干痂[4]
		鼻腔粘连的处理[5]:鼻内镜下分离,创面予以止血纱布、明胶海绵分隔
		术后囊泡的处理[6]:影响引流的囊泡予以钳破或者刺破
		检查鼻腔鼻窦内无异物残留
	向患者交代病情、用药情况及下次复查时间	

疑点导航:

1. 鼻内镜手术填塞材料较多,如凡士林纱条、膨胀止血海绵、止血纱布等。

2. 鼻部换药时偶有出现头昏、心慌、面色苍白、出冷汗、脉搏减慢、呼吸急促、血压下降,可能与高度紧张和疼痛刺激所致,也可能与鼻心反射有关。

3. 术后 2 周开始致术后 2~3 个月,进行内镜下鼻腔清理。根据鼻腔情况,决定换药间隔时间,一般为每 1~2 周复查一次,不能过多地进行鼻腔清理,以免造成损伤。使用鼻内镜检查,防止术腔粘连、息肉再生、二次感染、慢性炎症和各窦口闭塞,以保证术腔的正常上皮化。

4. 在干痂形成早期因与骨质紧密相贴，若强行撕剥，可能损伤周围结构，并破坏痂下愈合的过程，故对于不妨碍通气和引流的干痂，待其逐渐与骨质分离后再去除；若位于通气和引流的关键部位，则应尽早去除。对于窦腔内的分泌物，可在鼻内镜下以各种不同弯度的吸引器吸净。

5. 各窦口、额隐窝及鼻丘气房是最容易引起术腔粘连和术腔闭塞的位置，是术后护理最重要部位。随访中注意保持中鼻道术腔宽敞状态，加强术腔清理，控制肉芽组织过度增生和术腔感染以及中鼻甲形态和位置的适度矫正为防止粘连的关键，随访中发现轻度的粘连，可在内镜下分离粘连带，并酌情在创面上贴敷明胶海绵，并注意收缩鼻腔，以促进创面愈合。

6. 黏膜因淋巴引流障碍导致术腔再次出现水肿，反应性肿胀刺激小息肉、囊泡和肉芽在黏膜缺损处生长，轻度黏膜水肿未造成引流障碍，随访中不必急于处理，仅在保证术腔正常通气和引流的前提下加强术腔药物治疗和清洗即可，多可逐渐消退。影响引流的囊泡予以钳破或者刺破，囊壁不予切除，以免形成新的创面。

四、临床情景实例与临床思维分析

临床情景实例 1

（1）患者，男性，25 岁，因"鼻塞、流脓涕 5 年"入院，诊断为"慢性鼻窦炎伴鼻息肉"。2 天前鼻内镜下行"双侧全组鼻窦开放、鼻息肉摘除术"，鼻腔填塞物固定，无鼻腔出血，请给予处置。

（2）拔出纱条时，患者自诉出现心慌，继而突然倒地，出冷汗，脉搏弱缓，血压 90/60mmHg。请予以处理，并和患者家属沟通。

临床思维分析：患者鼻内镜下手术术后 2 天，鼻腔无活动性出血，应在鼻内镜下行鼻腔填塞物取出，取出时应注意有无出血，有无填塞物残留。如有，则立即停止操作，将患者平卧，多可自行缓解。如不能缓解，则立即予以吸氧，行心电检查、血糖检查；严重者若出现心肌梗死和脑血管意外或突发性反射性心脏骤停，则立即心肺复苏。拔除鼻腔填塞物时可能出现出现头昏、心慌、面色苍白、出冷汗、脉搏减慢、呼吸急促、血压下降等现象，可能与患者高度紧张、疼痛刺激所致，或与鼻心反射有关。

临床情景实例 2

（1）患者，女性，45 岁，鼻内镜下行"双侧全组鼻窦开放、鼻息肉摘除术"后 2 个月。出院后未复诊，现出现鼻塞、头痛症状，请给予处置。

（2）患者要求行鼻窦 CT 复查鼻窦情况，请和患者沟通。

临床思维分析：①患者鼻内镜下手术术后 2 个月，术后未清理过鼻腔，故鼻塞头痛可能由于鼻腔分泌物及干痂引起，故应给予鼻内镜检查，如鼻腔内干痂较多,则应先给予盐水棉片软化后在进行清理。加强鼻腔冲洗。②患者术后 2 个月,鼻腔鼻窦黏膜水肿尚未完全恢复,故不建议行鼻窦 CT。

临床情景实例 3

(1) 患者,女性,45 岁,鼻内镜下行"双侧全组鼻窦开放、鼻息肉切除术"。术后 2 个月,出院后未复诊,现出现右侧鼻塞,请给予处置。

(2) 检查发现右侧下鼻甲与鼻中隔粘连,鼻道狭窄,请继续处理。

临床思维分析:鼻内镜手术后应按期复查,清理鼻腔,防止术后并发症;患者右侧下鼻甲与鼻中隔粘连,影响鼻腔通气功能,应分离粘连带,分离后用止血纱布或明胶海绵将创面分隔,直至创面修复。

临床情景实例 4　患者,男性,56 岁,因"鼻塞、嗅觉下降 2 年"入院。诊断为慢性鼻窦炎伴鼻息肉,行"双侧全组鼻窦开放、鼻息肉摘除术"。术后 2 个月来院复查,见双侧鼻腔黏膜苍白,中鼻道水肿,双侧上颌窦口肿胀,窦口可见囊泡,请给予处置。

临床思维分析:①鼻内镜检查发现鼻腔黏膜苍白,中鼻道水肿,患者术后应用鼻用激素及鼻腔冲洗。②窦口肿胀,可见囊泡形成,可将囊泡钳破,让囊液流出。告知患者定期复查,指导进行鼻腔冲洗及鼻腔局部药物治疗。

(李志军　石大志　刘　岩)

第 四 篇

相关常用技术

第二十六章 初级心肺复苏
Primary Cardiopulmonary Resuscitation

一、适应证

心脏骤停患者（突然意识丧失，同时无正常呼吸或完全无呼吸并伴有大动脉搏动消失者）。

二、禁忌证

无绝对禁忌证，下列情况可不实施心肺复苏（cardiopulmonary resuscitation，CPR）。

1. 如实施心肺复苏，可能导致施救者产生严重或致命的损害。

2. 出现不可逆死亡的临床体征（如尸僵、尸斑、身首异处、横断损伤或尸体腐烂等）。

3. 有效的已签名并注明日期的"不进行心肺复苏指令"。

三、标准操作规程

见表 26-1、表 26-2。

表 26-1　单人徒手心肺复苏

操作过程	评估环境安全 [1]
	双手拍患者双肩 [2]
	分别对双耳大声呼喊"喂！你怎么了？"判断患者意识情况
	如意识丧失，立即向周围人呼救，并请求协助
	患者仰卧于地面上，使头、颈、躯干、四肢平直无弯曲，双手放于躯干两侧
	松解衣服、裤带
	判断患者呼吸情况 [3]，判断时间不超过 10s
	同时观察颈动脉搏动 [4]，颈动脉搏动消失，判断时间不超过 10s
	用靠近患者腿部方向的手的中指，沿肋弓下缘由下往上移至胸骨下切迹处旋 90°（双乳头之间），示指紧靠中指 [5]

续表

操作过程	另一手掌根紧靠前一手的示指置于胸骨上,称为按压手;掌根的长轴与胸骨长轴一致
	另一手置于按压手背上,两手重叠,手指交叉抬起,但不能脱离胸壁[6]
	双臂绷直,双肩处在患者胸骨上方正中
	利用上半身体的重力和臂力,垂直向下按压
	按压深度 5~6cm
	下压与放松的时间比为 1∶1
	放松时按压手不能离开胸壁,胸廓充分回弹
	按压 30 次,频率 100~120 次 /min
	按压时观察患者面色
	按压 30 次,即 1 个周期后开放气道
	压额抬颏方法[7]开放气道,使下颌骨与耳垂连线与地面垂直
	清理呼吸道[8]
	急救者将按压前额手的拇指与示指捏紧患者鼻翼两侧
	另一手托起下颌
	将患者口唇张开
	盖上纱布或手帕[9]
	操作者平静吸一口气后双唇包绕密封患者口周
	均匀缓慢吹气,吹气时间大于 1s
	吹气时观察胸廓
	见胸廓抬起后放松捏鼻翼的手指,观察呼气
	连续吹气 2 次
	进行 5 个 30∶2 的周期后的按压与人工呼吸后评估[10],评估时间不超过 10s:①颈动脉搏动;②自主呼吸;③口唇和甲床颜色;④瞳孔
	颈动脉搏动恢复,自主呼吸恢复,口唇和甲床颜色转红润,瞳孔回缩,测血压收缩压大于 60mmHg。心肺复苏成功,进行进一步生命支持,未恢复时继续操作,如除颤仪到达可予电除颤[11]
	检查有无复苏并发症,整理衣物,摆复苏后体位

疑点导航:

1. 如有触电、火灾等危险环境时,应先切断电源、脱离可能的危险环境后施救。

2. 不可剧烈晃动,如外伤尤其颈椎骨折患者可能造成错位。

3. 无呼吸动作或无正常呼吸(喘息样呼吸)等同于无呼吸。如果患者无意识,无呼吸或仅有喘息样呼吸,即可认为患者发生呼吸心脏骤停,必须马上进行心肺复苏。

4. **特殊情况**　仅限于医务人员,时间不超过 10s,示指及中指指尖先触及气管正中部位,然后向旁滑移 2~3cm,在胸锁乳突肌内侧轻轻向后触摸颈动脉搏动,婴儿触肱动脉、儿童触颈动脉或股动脉。

(1) 患者有意识:询问跌倒原因,进行基本检查。

(2) 无意识、有呼吸:摆放昏迷体位,防止误吸,同时呼叫救援,安排转运。

(3) 无意识、无呼吸、有心跳,只进行"人工呼吸"复苏操作,按照上述人工呼吸的方法,8~10 次 /min。

5. **婴儿按压部位**　两乳头连线与胸骨正中线交点下一横指外,儿童则应在胸骨中部。

6. 婴儿用示指和中指两个手指头按压,或采用环抱法及双拇指重叠下压;对于 1~8 岁的儿童,可用一只手固定患儿头部,以便通气,另一手的手掌根部置于胸骨下半段(避开剑突),手掌根的长轴与胸骨的长轴一致;对于年长儿(>8 岁),胸部按压方法与成人相同。

7. **压额抬颏方法**　急救者位于患者一侧,一手置于患者前额,手掌向后方施加压力,另一手的示指中指托住下颏,举起下颏,使患者下颌尖、耳垂连线与地面垂直。推举下颌法:怀疑患者颈椎损伤时采用,急救者位于患者头部,两手拇指置于患者口角旁,余四指托住患者下颌部位,保证患者头和颈部固定,用力将患者头和下颌角向上抬起。

8. 如有明确的异物吸入病史,则需首先取出异物。方法有腹部冲击法(Heimlich 手法)及背部叩击 - 胸部挤压法。

9. 现场若有纱布或手帕,可提倡使用,以减少操作者做人工呼吸的抗拒心理和疾病传播;如没有,则绝不可因为寻找纱布和手帕而延迟人工呼吸和心脏按压。

10. 若为院外急救,呼叫 120 已到达,则测血压;院内急救,若协助抢救人员到达,则可测血压。

11. **除颤**　任何时刻除颤仪到达现场,即刻进行心律检查,如是可除颤心律,则应立即除颤,除颤后立即开始"心脏按压为起点的一个新循环的复苏"。

表 26-2　双人徒手心肺复苏

操作过程	评估环境安全性
	甲:判断意识并启动急救系统:拍打患者双肩,呼唤"喂! 你怎么了?"判断患者意识情况,如意识丧失,举手高喊"快来救人啊"

续表

操作过程	乙:迅速到位,协助甲将患者仰卧于硬板或地面上,使头、颈、躯干、四肢平直无弯曲,双手放于躯干两侧,松解衣服、裤带
	甲:判断其呼吸情况,时间不超过 10s;同时观察动脉搏动:示指及中指指尖先触及气管正中部位,然后向旁滑移 2~3cm,在胸锁乳突肌内侧轻轻向后触摸颈动脉搏动
	甲下达指令:颈动脉搏动消失,立即实施心肺复苏
	甲: 胸外心脏按压 *:立于或双膝跪地于患者右侧,左腿与患者肩平齐,两腿之间相距一拳,膝部与患者一拳距离。用靠近患者腿部方向的手的中指,沿肋弓下缘由下往上移至胸骨下切迹处旋 90°(双乳头之间),示指紧靠中指,另一手掌根紧靠前一手的示指置于胸骨上,掌根的长轴与胸骨长轴一致。另一手置于按压手背上,两手重叠,手指交叉抬起,但不能脱离胸壁,双臂绷直,双肩处在患者胸骨上方正中。利用上半身体的重力和臂力,垂直向下按压,按压深度 5~6cm,下压与放松的时间比为 1:1,放松时按压手不能离开胸壁,胸廓充分回弹,按压 30 次,频率 100~120 次 /min。按压时观察患者面色。 乙: 清理气道:检查并取出义齿;清除口腔、鼻腔异物、分泌物
	乙: 人工呼吸:于患者胸外心脏按压 30 次后,立即以手放在患者前额上,手掌向后下方施力,使头向后倾;另一手手指在靠近颏部的下颌骨下方,将颏部向前抬起,使患者下颌骨与耳垂连线与地面垂直,口张开。 患者口上垫纱布,操作者平静吸一口气后双唇包绕密封患者口周,均匀缓慢吹气,吹气时间大于 1s,吹气时观察胸廓,见胸廓抬起后放松捏鼻翼的手指,观察呼气,连续吹气 2 次
	进行 5 个 30:2 的周期后的按压与人工呼吸后判断复苏效果: 乙:肤色转红润;大动脉搏动恢复;自主呼吸恢复;心音恢复;瞳孔缩小,光反应恢复; 甲:收缩压 ≥ 60mmHg。心肺复苏成功,进行进一步生命支持,未恢复时继续操作,如除颤仪到达可予电除颤
	甲、乙:检查有无复苏并发症,整理衣物,摆复苏后体位

疑点导航:

*.胸外心脏按压必须尽量减少中断,如需进行电除颤、气管插管或交换按压等必须中断按压,每次中断时间最好不要超过 5s;如有多名救护者在场,应每 2min(5 轮)交换按压。

四、常见并发症及处理

1. **胃胀气、反流**　复苏时若气道不畅或吹气力量过大会导致胃胀气、胃内容物反流致窒息。处理：复苏时间较长时应留置胃管排气。

2. **胸骨或肋骨骨折、气胸、血胸**　表现为胸廓异常隆起，可扪及骨擦感、叩诊异常，胸部 X 线可辅助诊断。处理：按相应骨折、气胸、血胸处理。

3. **腹腔脏器破裂**　如肝、脾破裂，临床表现为血压下降，面色苍白，腹部体检移动性浊音阳性，腹腔超声或 CT、诊断性腹腔穿刺辅助诊断。处理：必要时抗休克、手术治疗。

五、临床情景实例与临床思维分析

临床情景实例 1　患者，男性，56 岁，高处坠落致 C_2 椎体半脱位，C_3 椎体骨折。放射科行 MRI 检查时，因搬动体位突然呼之不应，请你与你的助手予以救治。

临床思维分析：①颈椎损伤患者在行心肺复苏时应注意保护颈椎，避免再次损伤；②人工呼吸时采用推举下颌法固定头颈部。

临床情景实例 2　患者，男性，50 岁，在街上行走时突然倒地，呈俯卧位，头偏向一侧。请立即处理。

临床思维分析：①心肺复苏前应判断患者意识情况，并向周围人呼救，请求协助；②将患者置于仰卧位，行单人徒手心肺复苏。

临床情景实例 3　患者，男性，65 岁，既往有"高血压""冠心病"及"肝炎"病史。平时血压多为 160/90mmHg，因眼球爆炸伤于局麻下行眼球摘除术，术中患者诉胸痛，急性心电图提示急性下壁心肌梗死，继而呼之无反应，请予以紧急处理。

临床思维分析：结合患者病史，考虑为心源性猝死，宜立即行院内双人心肺复苏。

临床情景实例 4　患者，女性，25 岁，跳河自杀 15 分钟后被救上岸。患者已无肢体活动，请立即予以抢救。

临床思维分析：①溺水者有大量水灌入肺内，心肺复苏前宜倾出呼吸道内积水；②高处落水，需要注意检查有无颅脑外伤及颈椎损伤；③行院外单人心肺复苏。

临床情景实例 5　患儿，男性，2 岁，因烫伤后 5 小时入院。查体：神志不清，抽搐状态，面色发绀，心率 130 次 /min，律齐，心音低钝，肢端凉，毛细血管再充盈时间 6 秒。初步诊断为：特重度烧伤；抽搐查因。予以"10% 水合氯醛"灌肠止惊处理，突然出现呼吸骤停，请行相关处理。

临床思维分析:①患儿出现呼吸骤停,予以面罩给氧后行气管插管;②另一助手予以持续胸外按压;③同时静脉给予抗休克治疗。

临床情景实例 6 患儿,男性,8 月龄,腹泻、腹胀、发热 2 天,精神萎靡 1 天。在办理住院过程中突然呕吐后全身发绀,紧急抱送入病房,请予以急救。

临床思维分析:①患儿考虑腹胀呕吐反流窒息,予以评估呼吸、反应;②只要没有自主呼吸或无效喘息样呼吸、无反应即可进入心肺复苏阶段;③复苏时注意清理气道,必要时留置胃管。

临床情景实例 7 患儿,男性,4 岁。在商场内进食果冻时突然发生剧烈呛咳、满脸通红渐转为面色发绀,喘息样呼吸,有一过性抽搐,请立即施救。

临床思维分析:①除新生儿外,婴儿、儿童及成人发生心跳呼吸骤停进行心肺复苏时首先是心脏按压,但如有第一时间明确的目睹异物吸入原因时,应立即处理异物,可采用 Heimlich 手法取出异物;②取出异物后,给予院外单人心肺复苏。

临床情景实例 8 患儿,男性,4 月龄。年轻的母亲给患儿喂一整粒红提时突然发生呼吸困难,面色发绀,呼之无反应。请予以现场急救。

临床思维分析:①4 月龄婴儿气管异物采用背部叩击 - 胸部挤压法尽量排除红提异物;②异物取出后行心肺复苏。

临床情景实例 9

(1) 患者,男性,60 岁,心内科住院患者。医师查房时,患者突发左侧胸痛,气促,不能平卧。既往有冠心病和慢性阻塞性肺疾病(COPD)病史。请予以相应处理。

(2) 床旁心电图示急性广泛前壁心肌梗死,频发室性期前收缩,请予继续处理。

(3) 心电监护仪突然显示心电图为室颤波,请予以紧急抢救。

临床思维分析:①患者出现胸痛气促,需行心肺部体格检查和心电图检查,以便协助明确病因;②患者为急性心肌梗死,宜立即予以上氧、心电监护、告病危、抗凝、溶栓(或急诊经皮冠脉介入术)等急救处理;③患者出现室颤,即行院内心肺复苏,准备除颤仪和进一步的生命支持。

临床情景实例 10 患者,女性,35 岁,因"突发呕血 3 小时"入院。既往有乙肝病史。查体:血压 80/60mmHg 心率 122 次 /min,剑突下轻压痛,肠鸣音活跃。急诊科予以紧急输血,输完血后,患者突发皮肤潮红、瘙痒,伴有烦躁不安、气促、胸闷、心悸、面色苍白、血压下降,随即出现血压测不到,意识丧失,呈叹气样呼吸。心电监护提示无脉性电活动。请予以处理。

临床思维分析:①消化道出血患者急诊输血后出现过敏性休克,宜立即予以院内心肺复苏;②无脉性电活动不使用非同步电除颤,予以5个30∶2的周期后的按压与人工呼吸后判断心律情况,若为室颤,则予以非同步电除颤。

（秦英楠）

第二十七章	# 电复律和电除颤
	Cardioversion and Defibrillation

一、电复律

(一) 适应证

1. 下列情况的心房颤动（简称"房颤"）

（1）房颤病史 <1 年者，既往窦性心律不低于 60 次 /min。

（2）房颤后心力衰竭或心绞痛恶化和不易控制者。

（3）房颤伴心室率较快（>120 次 /min），且药物控制不佳者。

（4）原发病（如甲状腺功能亢进）已得到控制，房颤仍持续存在者。

（5）风湿性心脏病瓣膜置换或修复后 3 个月以上，先天性心脏病修补术后 2 个月以上仍有房颤者。

2. 心房扑动。

3. 预激综合征伴室上性心动过速药物治疗无效。

4. 常规物理或药物治疗无效且伴有血流动力学障碍的阵发性室上性心动过速。

5. 经药物治疗无效或伴意识障碍、严重低血压、急性肺水肿、急性心肌梗死的室性心动过速。

(二) 禁忌证

1. 电复律绝对禁忌证

（1）洋地黄中毒所致快速性心律失常。

（2）室上性心律失常伴高度或完全性房室传导阻滞。

（3）未用影响房室传导的药物而持续房颤心室率转缓慢者。

（4）伴有病态窦房结综合征者。

（5）近期内有动脉血栓或左房内存在附壁血栓而未行抗凝治疗者。

2. 房颤电复律相对禁忌证

（1）拟近期行心脏手术者。

（2）电解质紊乱特别是低血钾。

（3）严重心功能不全或心脏明显扩大者。

(4) 未控制的甲状腺功能亢进。

(5) 伴风湿活动或未控制的感染性心内膜炎患者。

(6) 不能耐受预防复发的药物者。

(7) 阵发性、发作次数少、持续时间短、预期可自动转复者。

二、电除颤

(一) 适应证

1. 心室颤动、心室扑动。

2. 无脉性室性心动过速。

(二) 禁忌证

无绝对禁忌证。

三、标准操作规程

见表 27-1、表 27-2。

表 27-1　同步电复律标准操作规程

准备	医师准备:穿工作服,戴口罩、帽子
	核对患者信息,如床号、姓名、性别、诊断
	排除患者洋地黄[1]中毒和低钾血症,再次确认患者心腔内无附壁血栓,已按医嘱使用抗凝药物[2],禁食达 6~8h
	告知电复律目的及风险,签署知情同意书
	备齐用物:除颤器、心电监护仪、鼻氧管、抢救车、呼吸气囊及面罩、气管插管器械、体外心脏起搏器、麻醉药品(或地西泮)、导电糊
操作过程	嘱患者排大小便,去义齿
	建立静脉通路,心电监护,吸氧,抢救车到位
	静脉推注地西泮 10~40mg(速度:5mg/min),或使用丙泊酚或咪达唑仑,待患者入睡,睫毛反射消失
	检查患者平卧硬床板,没有与金属物品接触
	去枕,解开上衣,松裤腰带,暴露胸部
	连接除颤仪导联电极,打开除颤仪电源开关
	旋钮放置“心电图监护(MONITOR)”档,选择导联(LEAD Ⅱ),监测患者心律,证实为需复律心律
	将除颤仪旋钮转至“除颤器(DEFIB)”档
	电复律方式设置于“同步方式”(SYNC MODE)模式

续表

操作过程	能量选择(ENERGY SELECT):选择合适的能量 [3]
	在电极板上涂以适量导电糊(在一个电极板涂上"C"行导电糊,再与另一个对搓)
	放置电极板,电极板与皮肤紧密接触,压力适当1.1MPa
	负极(STERNUM)放在胸骨右缘2~3肋间(心底部),正极(APEX)放在左腋中线第5肋间(心尖部) [4]
	两电极板距离不小于10cm
	再次观察心电图,证实为需复律心律
	按"充电(CHARGE)"按钮充电至所选择的能量
	环顾四周并高声喊"请不要靠近患者或病床",确保所有人员安全
	放电(SHOCK):双手拇指同时按压除颤手柄上"放电"按钮放电
	看心电图,2s内判断是否恢复窦性心律 [5]
	复律后清洁皮肤,整理衣物,安抚患者,安置患者于合适的体位
	操作完毕,将能量开关回复至零位
	吸氧,持续监测心率、血压、呼吸、心电图、意识等,并遵医嘱用药

疑点导航:

1. 如果患者正在服用洋地黄类药物,电复律前应停用24~48h;洋地黄中毒时电复律易致室颤,因此必须纠正后方可行电复律。

2. 对房颤患者行电复律时,应注意:房颤病程大于48h或病程不清者,电复律前应口服华法林3周,同时需经超声检查证实左房无血栓迹象方可行电复律,并且电复律后仍需继续抗凝4周;病程小于48h者,可予直接电复律,但复律前需静脉注射普通肝素或皮下注射低分子量肝素;对于血流动力学不稳定的房颤行紧急电复律前,需静脉注射普通肝素或皮下注射低分子量肝素。

3. 能量选择:心房扑动50~100J,房颤100~200J,阵发性室上性心动过速100~200J,室性心动过速100~200J。

4. 此为前侧位,操作方便,多用于急诊。另有一前后位方法,电能量需要少,成功率高,并发症少,多用于择期电复律。即:一个电极板放在背部肩胛下区,另一电极板放在胸骨左缘第3、4肋间。

5. 若无效,则考虑再次复律;若出现室颤,则考虑电除颤。

表 27-2　非同步电除颤标准操作规程

准备	医师准备:穿工作服,戴口罩、帽子
	核对患者床号、姓名、性别、诊断
	检查患者平卧硬床板,没有与金属物品接触
	器械准备:检查仪器性能,备好抢救物品(肾上腺素、胺碘酮、5ml 注射器、呼吸气囊及面罩、气管插管器械、体外心脏起搏器),以及导电糊
操作过程	迅速携除颤仪,抢救物品车推至床旁 [1]
	去枕,解开上衣,松裤腰带,暴露胸部
	连接除颤仪导联电极,打开除颤仪电源开关
	旋钮放置"心电图监护(MONITOR)"档,选择导联(LEAD Ⅱ),监测患者心律。证实为可除颤波 [2]
	将除颤仪旋钮转至"除颤器(DEFIB)"档
	电复律方式设置于"非同步方式"(NO SYNC MODE)模式
	能量选择(ENERGY SELECT):单相波除颤仪 360J,双相波除颤仪 150~200J
	在电极板上涂以适量导电糊(在一个电极板涂上"C"行导电糊,再与另一个对搓)
	放置电极板,电极板与皮肤紧密接触,压力适当 1.1MPa
	负极(STERNUM)放在胸骨右缘 2~3 肋间(心底部),正极(APEX)放在左腋中线第 5 肋间(心尖部)
	两电极板距离不小于 10cm
	再次观察心电图,证实需除颤
	按"充电(CHARGE)"按钮充电至所选择的能量
	环顾四周并高声喊"请不要靠近患者或病床",确保所有人员安全
	放电(SHOCK):双手拇指同时按压除颤手柄上"放电"按钮电击除颤
	立即行 5 个周期心肺复苏后,观察心电监护,如果恢复窦性心律、患者意识转清,则继续高级生命支持;如果室颤持续出现,则立即重新充电,重复步骤
	清洁皮肤,整理衣物,安抚患者,安置患者于合适的体位
	操作完毕,将能量开关回复至零位
	监测心率、心律、呼吸、血压及神志,并遵医嘱用药

疑点导航:

1. 操作者如果为两人或以上,在准备除颤器的同时,必须给予持续胸外心脏按压。

2. 可除颤波包括心室颤动、心室扑动、无脉性室性心动过速。如不是可除颤波(如电机械分离、无心电活动),应先通过药物或心脏按压转为可除颤波后方可除颤。

四、常见并发症及处理

1. 心律失常

(1) 期前收缩:无须特别处理,大多在电击后数分钟内消失。

(2) 室性心动过速、心室颤动

1) 纠正酸中毒、低血钾、洋地黄中毒等。

2) 静脉注射利多卡因 50~100mg 或胺碘酮 150mg,静脉注射时间为 10 分钟。

3) 立即行电除颤。

(3) 缓慢性心律失常

1) 多在短时间内消失。

2) 持续时间长者可静脉注射阿托品 0.5~1mg 或静脉滴注异丙肾上腺素 1~2μg/min,必要时行临时心脏起搏。

2. 低血压

(1) 轻度下降,全身状况良好无须特别处理,大多几小时内自行恢复。

(2) 持续下降影响脏器灌注时,可予以多巴胺泵注,剂量范围 5~20μg/(kg·min)。

3. 栓塞

(1) 多见于房颤患者,重在预防,房颤复律前后常规使用抗凝药物。

(2) 一旦发生,积极抗凝或溶栓治疗。

4. 急性肺水肿

(1) 取坐位或头高位。

(2) 鼻导管吸氧,必要时气管插管正压通气。

(3) 去泡剂(95% 乙醇或 1% 硅酮溶液)加入湿化瓶,通过氧气吸入。

(4) 应用利尿剂,呋塞米 20mg 静脉注射。

(5) 血管扩张剂,硝酸酯类药物。

(6) 增强心肌收缩力:去乙酰毛花苷注射液(西地兰)静脉注射,首剂 0.4~0.8mg,5% 葡萄糖注射液稀释后缓慢推注,2 小时候可酌情再给 0.2~0.8mg。急性心肌梗死 24 小时内禁用。

5. 心肌损伤　轻者密切观察,重者予以营养心肌药物。

6. 皮肤烧伤　多表现为局部红斑或轻度肿胀,一般无须特殊处理,可自行缓解。

五、临床情景实例与临床思维分析

临床情景实例 1 患者,女性,66 岁,因"胸前区疼痛 5 小时"入住心内科。心电图示急性广泛前壁心肌梗死,紧急行冠状动脉造影和冠状动脉支架植入术;术毕 6 小时,患者突发意识丧失,心电监护示心室颤动。请紧急处理。

临床思维分析:①立即行心肺复苏;②同时准备除颤仪予以电除颤。

临床情景实例 2

(1) 患者,男性,62 岁,因"房颤 5 天"入住 CCU 病房。心电监护示室性心率 130 次 /min,血压 86/50mmHg。已经使用洋地黄类药物 4 天,仍无明显改善。心脏超声未见心脏扩大及附壁血栓,电解质检查无异常,24 小时内未使用洋地黄类药物,尚未使用抗凝药物。已建立静脉通道,请予以处理。

(2) 电复律后,心电图显示已转为窦性心律;3 小时后,患者出现咳嗽,咳粉红色泡沫痰,伴有气促,该如何处理?

临床思维分析:①房颤患者电复律,复律前宜排除禁忌证(无洋地黄中毒、低钾血症、心腔内无附壁血栓、禁食达 6~8 小时),同时使用抗凝药物;②电复律后出现肺水肿,予以坐位、吸氧、强心、利尿、扩血管等处理。

临床情景实例 3

(1) 患者,男性,60 岁,因"上呼吸道感染"就诊。既往有高血压病史 10 年。在输液室静脉滴注青霉素时,患者出现烦躁不安,面色苍白,皮肤潮红,呼吸急促,脉搏细速,继而意识消失,心跳停止。请紧急处理(输液室内备有简易呼吸器及除颤仪)。

(2) 经过及时处理,患者心跳恢复,意识转清,但心电监护显示为窦性心动过缓,心率 39 次 /min,血压 82/50mmHg,请予以处理。

临床思维分析:①即行院内双人心肺复苏,同时准备除颤仪,必要时予以非同步电除颤;②患者考虑为过敏性休克,同时应积极抗休克治疗;③心动过缓与低血压予以密切监测,必要时使用阿托品或异丙肾上腺素或临时起搏器提升心率,多巴胺升压。

临床情景实例 4

(1) 患者,男性,61 岁,阵发性胸闷 3 年余,因"摔倒致左髋部疼痛"入住骨外科。查房时,患者突然出现胸闷,气促,面色苍白。查体:血压 80/55mmHg,心率 180 次 /min,律齐。急行心电图示:阵发性室上性心动过速。按压颈动脉窦和刺激咽后壁无明显改善,静脉注射维拉帕米(5mg)亦无效,请予以处理。

(2) 电复律后心电图显示转为室颤波,如何处理。

临床思维分析:①常规物理或药物治疗无效且伴有血流动力学障碍的阵

发性室上性心动过速患者行电复律;②电复律后出现室颤,立即非同步电除颤,必要时予以利多卡因或胺碘酮静脉注射。

临床情景实例 5

(1) 患者,男性,60 岁,因"心肌梗死后 3 个月,心悸 3 小时"入院。目前神清,心电监护示室性心动过速,心率 160 次 /min,血压 98/58mmHg。该如何处理?

(2) 经所选择的药物治疗后,患者仍有心悸,心率同前,请继续处理?

(3) 电复律后,复查心电图示窦性心律;2 小时后,患者出现气促及右侧胸痛,动脉血气分析示 PaO_2 55mmHg,$PaCO_2$ 28mmHg,下一步该如何处理?

临床思维分析:①室性心动过速,血压尚可,首选药物复律(利多卡因或胺碘酮静脉注射);②药物治疗无效的室性心动过速予以同步电复律;③电复律后肺栓塞宜积极采取抗凝或溶栓治疗。

临床情景实例 6　患者,男性,65 岁,因"胸痛 1 小时"入急诊科。既往曾行起搏器植入术(起搏器位于右锁骨下)。询问病史时突发意识丧失,心电监护示心室颤动。请紧急处理。

临床思维分析:①立即行院内双人心肺复苏,同时予以除颤仪行非同步电除颤;②此患者因安装了起搏器,故除颤时宜避开起搏器,可采用前后位方法。

临床情景实例 7

(1) 患者,男性,41 岁,因"心悸 3 小时"入院。查体:心率 160 次 /min,血压 80/40mmHg,呼吸气促,面色苍白。心电图:室性心动过速。请予以处理。

(2) 电复律后心电监护显示频发室性期前收缩,该如何处理。

临床思维分析:①伴有严重低血压的室性心动过速不宜使用药物,宜首选电复律;②电复律后现室性期前收缩,可暂不予以处理,密切观察。

临床情景实例 8　患者,女性,52 岁,因"心悸 10 小时"入院,既往体健。心电图示快速房颤,心室率 150 次 /min。入院后患者反复发生心绞痛,伴有气促,咳粉红色泡沫痰,药物控制无效,请予以处理。

临床思维分析:①房颤后出现心衰和心绞痛不宜控制者选用同步电复律;②病程小于 48 小时房颤患者电复律前需给予抗凝药物。

临床情景实例 9　患者,女性,40 岁,扩张型心肌病患者,心电图检查时突发意识丧失,呼吸呈叹气样,颈动脉搏动消失,心电图如下(图 27-1),请予以处理。

临床思维分析:①宜立即行院内双人心肺复苏;②心电图示室颤,同时予以非同步电除颤。

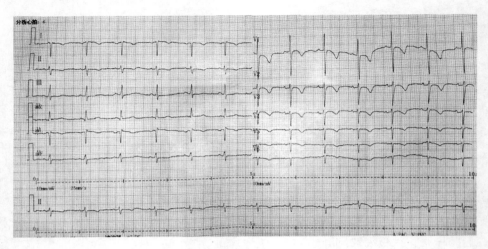

图 27-1 患者心电图

（秦英楠）

<table>
<tr><td rowspan="2">第二十八章</td><td>三腔二囊管置管术</td><td rowspan="2"></td></tr>
<tr><td>Sengstaken-Blakemore Tube
Catheterization</td></tr>
</table>

一、适应证

1. 食管胃底静脉曲张破裂大出血经输血、补液、降门静脉高脉压等药物治疗仍难以控制的出血。

2. 经内镜下食管曲张静脉套扎术、硬化剂注射术或胃底曲张静脉组织胶注射术后再出血者。

3. 无进行紧急手术和内镜下治疗条件的基层医院,对食管胃底静脉曲张破裂大出血患者进行紧急止血治疗。

二、禁忌证

无绝对禁忌证,相对禁忌证如下:

1. 严重的心力衰竭、心律失常、高血压。

2. 咽喉部、食管肿瘤导致梗阻。

3. 近期内食管腐蚀性损伤。

4. 近期因食管下段、胃底静脉曲张接受硬化剂治疗。

5. 呼吸衰竭。

6. 不能肯定为食管胃底曲张静脉破裂出血。

7. 精神异常或极度不合作的患者。

8. 胸腹主动脉瘤。

三、标准操作规程

见表 28-1。

表 28-1　三腔二囊管置入术标准操作规程

准备	医师准备:穿工作服,戴口罩,帽子,洗手
	核对患者信息,询问有无鼻咽部病史,并询问麻醉药物过敏史

续表

准备	取得患者知情同意并签字,测血压、脉搏正常
	用湿棉签清洁、检查双侧鼻腔[1],提前向患者说明操作中需配合吞咽
	用物准备:一次性三腔二囊管、弯盘、钳子或镊子、0.5kg 的沙袋、50ml 注射器、手套、纱布、治疗巾、液状石蜡棉球、手电筒、棉签、胶布、夹子、听诊器,压舌板
操作过程	协助患者取半坐卧位或左侧卧位(昏迷患者取仰卧位或左侧卧位),铺治疗巾于患者颌下
	打开三腔二囊管插管包,将操作所需用品打入包内
	戴手套
	将弯盘置于患者口角旁
	检查三腔二囊管有无破损及是否通畅,测试气囊注气量并测量压力
	比量长度:患者前额发际至剑突的长度,做好标记
	检查三腔二囊管是否漏气,用液状石蜡润滑三腔二囊管前 50~60cm,润滑鼻腔
	术者左手持纱布包住三腔二囊管,右手将三腔二囊管前端自患者鼻孔轻轻缓缓插入
	三腔二囊管插入 12~15cm 时,检查是否盘曲在口中
	嘱患者吞咽[2],送至标记长度,查看标记
	抽取胃液
	听气过水声或清水检验是否有气泡
	向胃囊内注入气体 200~300ml,并用止血钳夹闭胃气囊管口,将三腔二囊管向口腔方向牵引,有中等阻力感,测试气囊压力
	用胶布固定三腔二囊管于双鼻翼,将三腔二囊管一端牵拉于床前的输液架上[3],并悬挂一 0.5kg 的沙袋
	向食管气囊内注入 100~150ml 空气,测试气囊压力,并用止血钳夹闭食管气囊管口
	操作过程应该注意观察患者生命体征并询问患者感受,如有呛咳、发绀等,应立即停止操作
	操作完毕后清理患者口腔和鼻腔,为患者复原衣物
	术后观察患者生命体征、保持三腔二囊管通畅及适度牵引;每隔 15~30min 抽一次胃液,每次抽尽[4];每隔 12~24h 食管囊和胃囊放气 15~30min[5],并注意缓慢放气[6]

疑点导航:

1. 检查鼻腔是否有鼻息肉、鼻甲肥厚和鼻中隔偏曲,选择鼻腔较宽敞侧插管。

2. 昏迷患者吞咽及咳嗽反射消失,应使下颌靠近胸骨柄,以增大咽部弧度,提高插管成功率。

3. 输液架与鼻尖成 45° 角,一般三腔二囊管不能接触鼻翼或上唇。

4. 可观察是否有活动性出血,判断三腔二囊管压迫止血是否有效。

5. 一般先放食管囊气体,观察 30min 无活动性出血,再放胃囊内气体。间断放气能避免因食管囊和胃囊压迫过久而导致的压迫局部黏膜糜烂。

6. 注意控制放气速度,避免放气速度过快而导致食管胃黏膜撕裂引起大出血。

四、常见并发症及处理

1. 鼻出血

(1) 插管前首先检查鼻腔是否有鼻息肉、鼻甲肥厚和鼻中隔偏曲,选择鼻腔较宽敞侧插管。

(2) 对于清醒合作的患者,插管前向其解释病情,耐心讲解插管止血的必要性,以得到合作。对于烦躁不合作的患者,可与家属充分沟通认可后,适量给予镇静剂,以减少插管时患者不配合对鼻腔黏膜的损害。

(3) 插管前使用液状石蜡充分润滑三腔二囊管和鼻腔,插管时动作尽量轻柔,争取一次插管成功,避免多次插管。三腔二囊管牵拉方向应与鼻孔成一直线。

(4) 每日定时向鼻腔内滴入少量液状石蜡或润鼻液,防止三腔二囊管黏附于鼻黏膜表面。

(5) 三腔二囊管成功置入后,每 12~24 小时放气 15~30 分钟,避免压迫过久引起鼻黏膜损伤。

(6) 已出现鼻出血者,迅速明确出血的原因,立即适当给予去甲肾上腺素冷盐水棉球局部压迫止血。如果因肝硬化患者凝血功能差所导致,则给予新鲜血浆或冷沉淀输注,改善凝血功能。

2. 食管黏膜损伤、食管穿孔、食管狭窄

(1) 插管前使用液状石蜡充分润滑三腔二囊管,插管时动作尽量轻柔,争取一次插管成功,避免多次插管。

(2) 改良三腔二囊管插入方法,减少插管阻力对食管黏膜的损害:①在三腔二囊管插入 12~15cm 时,对于插入有困难的患者,可让患者用吸管连续吸服去甲肾上腺素盐水 25~50ml,在其自然吞咽时将三腔二囊管推进通过咽喉部,继续送入至所需长度(55~65cm);②用沙氏导丝置入三腔二囊管的胃腔内,提高三腔二囊管管身的硬度;③如能确定为胃底静脉曲张破裂出血者,插管前可去除食管囊,单用胃囊压迫止血。

（3）在三腔二囊管成功置入后，每 12~24 小时放气 15~30 分钟。病情稳定后，有内镜下止血治疗条件的医院，应尽早行内镜下治疗，避免压迫过久引起食管黏膜损伤。

（4）放气及拔管前可适当给予液状石蜡口服，防止囊壁及管壁与食管黏膜粘连造成食管黏膜损伤。

（5）出现食管穿孔或后期出现食管狭窄者，应尽早行食管碘油或钡餐造影、胸部 CT 等检查，明确是否有食管气管瘘、恶性肿瘤等。食管穿孔可根据穿孔部位、大小等酌情行内镜下治疗或外科手术治疗。单纯性食管狭窄可行内镜下气囊、探条扩张或支架置入术等治疗，一般可治愈。

3. 呼吸困难、窒息、吸入性肺炎

（1）插入困难时，应改良三腔二囊管置入方法，避免误插入气管内。

（2）插入成功后应吸尽口腔的唾液和血液等，反复叮嘱患者禁食禁水，如有唾液或分泌物，应尽量吐出。昏迷患者应定期吸尽口腔和鼻咽部的分泌物。

（3）如果因插入深度不够或胃囊破裂、漏气等导致食管囊向上移位，压迫咽喉部或气管引起的呼吸困难或窒息，应尽快放尽气囊内气体拔管。

（4）严密观察患者的生命体征、血氧饱和度、血气分析的变化，尽早发现病情变化并及时处理，一旦出现吸入性肺炎，应进行痰培养或血培养等检查，酌情使用抗生素、给予支持治疗、维持水电解质平衡等综合治疗。

4. 心律失常

（1）三腔二囊管应置入约 65cm 处或抽吸出胃内容物，确保已到达胃内，并在导管上做好标记，定期测气囊内压，观察三腔二囊管是否向外滑出进入食管腔内。

（2）避免牵引物过重，使贲门、膈肌过度牵拉上提，顶压心尖导致心律失常。

（3）置管时患者出现胸骨后不适、恶心或频发心脏期前收缩等时，应立即调整三腔二囊管位置，必要时放气后重新置管。出现心脏骤停时，应尽快放尽气囊内气体，予以心肺复苏术，使用肾上腺素或阿托品等药物。

5. 气囊漏气、破裂

（1）插管前仔细检查三腔二囊管的气囊有无破损、粘连、漏气或堵塞，熟练掌握并准确注入胃囊和食管囊内所需的气体量。

（2）确定胃囊已经破裂者，不宜立即拔管，根据患者出血控制情况，采取不同处理办法。①出血已控制：胃管内无血液抽出，可常规直接拔出三腔二囊管；②出血基本控制或出血量明显减少：为防止出血加重，可暂时保留三腔二囊管当作胃管使用，直接从胃管内注射一些止血药物，如去甲肾上腺素或凝血酶等，待出血控制后尽早拔管进行内镜下治疗；③出血未控制：胃管内仍有暗红色血液抽出,应立即拔管,并根据情况重新置入三腔二囊管或采取内镜下止血等其他止血治疗措施。

6. 拔管困难

（1）插管前仔细检查三腔二囊管的气囊有无粘连或堵塞。

（2）拔管前做好患者宣教工作,防止患者因精神高度紧张引起食管和膈肌痉挛,从而导致拔管困难。

（3）气囊通道流出受阻,最常见位于三叉端,可拿住其近鼻腔端,剪断三叉端,气体自然流出,再拔管。气囊堵塞时,可经内镜活检通道用活检针刺破气囊再拔管。

（4）气囊与食管或胃底黏膜粘连,导致拔管困难时,可每隔 15 分钟让患者口服液状石蜡 30ml,反复 2~3 次,再将三腔二囊管往里送少许,解除粘连再顺利拔管。

（5）如果上述方法仍无效时,则考虑开腹手术。

五、临床情景实例与临床思维分析

临床情景实例 1

（1）患者,男性,50 岁,因"呕血 8 小时"入院。既往有右肺肺大疱及慢性乙肝病史。入院后确诊为乙肝肝硬化、食管静脉曲张重度破裂出血,并行食管曲张静脉套扎术。术后第 3 天突然再次呕血 1 000ml,测血压 80/50mmHg。请继续予以紧急处理。

（2）三腔二囊管成功置入后约 2 小时,患者突然恶心,干呕频繁,5 分钟后突然出现胸闷、呼吸困难。查体:右侧胸廓饱满,右肺叩诊呈鼓音,右肺呼吸音减低。测血氧饱和度 70%,请尽快处理。

临床思维分析:①患者因乙肝肝硬化、食管静脉曲张重度破裂出血并行内镜下食管曲张静脉套扎术,术后再次出血,考虑止血治疗失败,可使用三腔二囊管压迫止血;②患者干呕后突然出现呼吸困难等不适,结合体征及既往病史,应考虑右肺肺大疱破裂的可能,可尽快面罩给氧、予以右侧胸腔穿刺闭式引流术。

临床情景实例 2

（1）患者,男性,55 岁,因"反复腹胀、食欲缺乏 2 年,呕血 4 小时"入院,共呕鲜红色血液约 1 500ml,在当地医院输液止血治疗无效。既往有慢性乙肝病史。查体:血压 95/50mmHg,心尖搏动在左侧第 5 肋间锁骨中线处,心率 80 次/min,律不齐;脾左侧肋缘下 2cm 触及。超声提示肝硬化。请问能否进行三腔二囊管压迫止血?

（2）三腔二囊管成功置入后约 4 小时,患者心电监护示频发室性期前收缩,此时该如何判断及处理?

临床思维分析:①考虑乙肝肝硬化、食管胃底曲张静脉破裂出血可能性大,无三腔二囊管置入禁忌证,可置入三腔二囊管压迫止血;②患者出现频发室性期前收缩,应检查三腔二囊管位置,排除三腔二囊管移位、牵拉过度等后,可予以利多卡因治疗。

临床情景实例3

(1) 患者,男性,42岁,因"反复腹胀5年,呕血2天,加重1小时"入院。既往有乙肝病史10余年,在乡镇卫生院输液止血治疗无效。体检:血压85/50mmHg,皮肤巩膜中度黄染,腹部膨隆,脾大,移动性浊音阳性,双下肢中度凹陷性水肿。请为该患者进行紧急止血治疗。

(2) 三腔二囊管成功置入后18小时,患者右侧鼻腔有新鲜血液流出,该如何处理?

临床思维分析:①考虑乙肝肝硬化、食管胃底静脉曲张破裂出血可能性大,可在扩容的同时尽快进行三腔二囊管压迫止血;②三腔二囊管置入术后右侧鼻出血,应迅速明确出血的原因,检查鼻腔、查凝血功能等,立即给予麻黄素局部止血。如果因肝硬化患者凝血功能差所导致,则给予新鲜血浆或冷沉淀输注改善凝血功能。

临床情景实例4

(1) 患者,女性,57岁,因"反复呕血、黑便2年,再发2小时"入院。既往有脑血管畸形及慢性乙肝病史。体检:血压95/50mmHg,神志清楚,胸前可见数个蜘蛛痣,脾大。请为患者进行紧急的止血治疗措施。

(2) 三腔二囊管成功置入后约4小时,患者出现恶心,频繁干呕,之后神志模糊。查体:左侧肢体肌力2级,病理征阳性。此时该如何尽快明确诊断?

临床思维分析:①考虑肝硬化、食管胃底静脉曲张破裂出血可能性大,可在扩容的同时尽快进行三腔二囊管压迫止血;②结合资料,应考虑频繁干呕导致脑血管畸形破裂引起脑出血可能,可完善颅脑CT检查尽快明确诊断。

临床情景实例5 患者,男性,54岁,因"晨起时发现口腔、右侧鼻腔内新鲜血液3小时"入院。既往有乙肝肝硬化、食管静脉重度曲张。于3年前诊断为右侧鼻腔癌,并予以手术及放射治疗,未复查。查体:血压80/45mmHg,神志清楚,皮肤巩膜轻度黄染。腹部膨隆,脾大,移动性浊音阳性。请为患者进行紧急止血治疗。

临床思维分析:考虑右侧鼻腔癌复发导致出血可能,需先进行鼻咽部检查。可进行鼻腔填塞止血,暂不需要置入三腔二囊管压迫止血。

临床情景实例6

(1) 患者,男性,62岁,因"8小时前呕暗红色血共3次,量约1000ml"急往当地镇医院住院。入院后再次呕鲜血 1 次,约 200ml。查体:血压 80/50mmHg,意识尚清,精神差,巩膜中度黄染,脾大。既往大量饮白酒 10 年。针对患者该如何紧急处理?

(2) 三腔二囊管留置 24 小时后,患者出血停止,拟行拔管时出现明显阻力,该如何处理?

临床思维分析:①结合资料,考虑酒精性肝硬化、食管胃底静脉曲张破裂出血可能性大,可在扩容的同时尽快进行三腔二囊管压迫止血;②三腔二囊管置入后拔管困难,可予以液状石蜡反复润滑后再轻柔拔管。

临床情景实例 7

(1) 患者,男性,68 岁,因"腹胀、食欲缺乏 1 年余、呕血 4 小时"急诊入住当地乡镇医院,呕暗红色伴有血凝块约 1 600ml,无黑便及腹痛。既往有长期大量饮白酒史,有冠心病病史 10 余年。查体:血压 80/40mmHg,神志清楚,巩膜轻度黄染,腹部膨隆,脾大,腹部移动性浊音阳性。请予以紧急的止血治疗措施。

(2) 三腔二囊管置入 12 小时后,患者在食管囊和胃囊放气后 20 分钟,突然出现出冷汗、心悸和胸部压榨感,无呕血、黑便。急查心电图提示 $V_1 \sim V_3$ 病理性 Q 波,请问该患者最可能的诊断是什么?

临床思维分析:①结合资料,考虑酒精性肝硬化、食管胃底静脉曲张破裂出血可能性大,可在扩容的同时尽快进行三腔二囊管压迫止血;②放气后患者出现出冷汗、心悸和胸部压榨感等表现,无呕血黑便,既往有冠心病,结合心电图改变,应考虑食管胃底曲张静脉破裂大出血诱发急性心肌梗死可能,可尽快完善心肌酶谱、肌钙蛋白等检查,动态观察心电图变化以确诊。

(朱理辉)

第二十九章 无创正压通气
Non-Invasive Positive Pressure Ventilation (NIPPV)

一、适应证

1. 疾病的诊断和病情的可逆性评价适合使用无创正压通气。

2. 有需要辅助通气的中、重度呼吸困难,表现为呼吸急促[慢性阻塞性肺疾病(COPD)患者呼吸频率 >24 次 /min,充血性心力衰竭呼吸频率 >30 次 /min]。动用辅助呼吸肌或胸腹矛盾运动;血气异常(pH<7.35,$PaCO_2$>45mmHg,或氧合指数 <200mmHg)。

二、禁忌证

1. 心跳或呼吸停止。

2. 自主呼吸微弱、昏迷。

3. 误吸危险性高、不能清除口咽及上呼吸道分泌物、呼吸道保护能力差。

4. 合并其他器官功能衰竭(血流动力学指标不稳定、不稳定的心律失常、消化道穿孔 / 大出血、严重脑部疾病等)。

5. 未引流的气胸。

6. 颈部和面部创伤、烧伤及畸形。

7. 近期面部、颈部、口腔、咽腔、食管及胃部手术。

8. 上呼吸道梗阻。

9. 明显不合作或极度紧张。

10. 严重低氧血症(PaO_2<45mmHg)、严重酸中毒(pH≤7.20)。

11. 严重感染。

12. 气道分泌物或排痰障碍。

三、标准操作规程

见表 29-1。

表 29-1　无创正压通气标准操作规程

操作过程	医师准备:穿工作服,戴口罩、帽子,洗手
	核对患者信息,如床号、姓名,嘱患者排尿及饮水,了解痰液引流情况
	评估患者的一般情况生命体征、全身状况,进行相关体格检查(胸部双肺、口、鼻等),注意适应证和禁忌证
	取得患者知情同意并签字
	用物准备及治疗场所监护强度的选择:物品需准备多个不同类型连接器(鼻罩或口鼻面罩)、无创呼吸机、多功能监护仪(可测血氧饱和度和可行电除颤)、抢救药品、抢救设备(气管插管等);地点可选重症监护病房、急诊科或普通病房
	行无创正压通气前进行患者教育[1]
	体位:常用 30~45° 半卧位
	选择和佩戴合适的连接器[2]
	选择呼吸机:根据呼吸机的性能和要求选用
	开动呼吸机、选择通气模式及参数的初始化设置,连接患者,逐渐增加辅助通气的压力和潮气量(适应过程)[3]
	监护呼吸漏气量、患者咳嗽、咳痰情况
	监测患者生命体征、气促程度、呼吸频率、呼吸音、血氧饱和度、心电图、潮气量、通气频率、吸气压力和呼气压力,以及定期的动脉血气监测
	疗效判断:所有患者在无创正压通气治疗 1~2h 后应对临床病情及血气分析再次进行评估,后续的监测频率取决于病情的变化情况[4]
	监控和防治并发症及不良反应
	根据患者病情确定是否停用呼吸机[5]

疑点导航:

1. **患者的教育内容**　只要患者病情许可,行无创正压通气前应与患者进行充分交流,减轻患者心理紧张不安,增加治疗成功的信心。

(1)告知患者行无创正压通气的必要性(缓解症状、帮助康复)。

(2)告知患者行无创正压通气后可能出现的问题及相应措施,帮助患者正确区分和客观评价所出现的症状。例如:口/鼻面罩可能使面部有不适感,使用面罩时尽量不用口吸气以减少腹胀,使用鼻罩时要闭口呼吸等;指导患者有规律地放松呼吸,以便与呼吸机协调;强调在治疗的开始阶段要尽可能长时间连续行无创正压通气,但不能因佩戴面罩而影响排痰;教会患者和家属如何在紧急情况下(如呕吐)迅速摘下面罩,嘱咐患者和家人出现不适及时通知医务人员等。

2. 连接方法有鼻罩、口鼻面罩、全面罩、鼻囊管及接口器等。各种不同连接器各有优缺点及适应人群。

(1) 轻症呼吸衰竭(简称"呼衰")患者首选鼻罩。鼻罩无效腔小(105ml),发音、进食、咳嗽不受影响;呕吐时不易误吸;其缺点是张口呼吸时易漏气,降低疗效。

(2) 重症呼衰患者首选口鼻面罩,老年或无牙齿的患者口腔支撑能力较差,主张用口鼻面罩。口鼻面罩漏气较少,血气改善较快;缺点是无效腔大(约250ml);发音、进食、咳痰需脱开呼吸机;呕吐时易误吸;面罩内压力 >25cmH$_2$O 时,易发生胃肠胀气。

(3) 佩戴的过程本身对患者的舒适性和耐受性有影响,建议在吸氧状态下将罩或接口器连接(此时不连接呼吸机),摆好位置并调节好头带松紧度后,再连接呼吸机管道,避免在较高的吸气压力状态下佩戴面(鼻)罩,增加患者的不适。面罩与皮肤的接触不宜过紧,固定带的松紧程度以能容纳 1~2 个手指为宜。

3. 无创通气的模式有持续气道内正压(continous positive airway pressure, CPAP)、双相气道正压通气(biphasic positive airway pressure BiPAP)、压力支持通气(pressure positive ventilation, PSV)、压力控制通气(pressure control ventilation, PCV)及呼气末正压(positive-end expiratory pressure, PEEP)等组合。

(1) 对 I 型呼吸衰竭,可选择持 CPAP 进行治疗,主要适应证为急性心源性肺水肿和低通气综合征;阻塞型睡眠呼吸暂停低通气综合征患者首选 CPAP 模式治疗。

(2) 对于 II 型呼吸衰竭,目前多倾向使用辅助 / 控制模式中的压力目标通气,目前最常用的模式是 BiPAP:S 模式(spontaneous triggered)意为同步触发,即呼吸机和患者呼吸同步。S 模式实质为 PSV+PEEP。T 模式(time safety frequency)意为时间或节律安全频率,即呼吸机按预设的压力、呼吸频率及吸呼比完全控制患者的呼吸,其实质为 PCV+PEEP。ST 模式为 S 和 T 模式的组合,即患者自主呼吸稳定时以 S 模式和患者呼吸同步,如果患者呼吸停止或不稳定低于预设安全频率时自动切换到 T 模式;若患者呼吸恢复稳定自主频率超过预设频率时,则又从 T 模式切换回 S 模式。ST 模式实质为 PCV/PSV+PEEP。

(3) 无创正压通气常用参数参考值:初始通气的患者,不能耐受高流量通气,应将通气键设在 S(PSV)或 S/T(PSV/PCV)键,EPAP 在最低位置(一般为 4cmH$_2$O),IPAP 在 8~12cmH$_2$O,一般不超过 25cmH$_2$O,以避免严重的胃肠胀气发生,并且应避免 IPAP 与 EPAP 差值小于 4cmH$_2$O,否则应改为 CPAP。

由医护人员手持面罩轻放在患者面部之上，使患者适应面罩呼吸并能很好地与呼吸机同步，待患者适应后固定面罩，逐步增加压力，每次增加 1~3cmH_2O，2~6min 增加 1 次，初始可较快，然后逐步减慢，直至呼吸平稳，若需增加 EPAP，则需要同步增加 IPAP，以保持通气压力的稳定。

（4）吸入氧浓度（FiO_2）调整使 SaO_2>90% 为宜。吸气时间 0.8~1.2s，呼吸频率为 10~16 次 /min，一般低于 25 次 /min，呼气潮气量 6~12ml/kg。吸气时间占总呼吸周期的比例为 30% 左右。患者呼吸频率过快者通常不适合使用无创正压通气治疗。

4. 无创正压通气疗效评估

（1）治疗有效标准

1）临床表现：气促改善、辅助呼吸肌运动减轻和反常呼吸消失、呼吸频率减慢、血氧饱和度增加及心率改善等。

2）血气标准：$PaCO_2$、pH 和 PaO_2 改善。

（2）治疗失败的指征

1）意识恶化或烦躁不安。

2）不能清除分泌物。

3）无法耐受连接方法。

4）血流动力学指标不稳定。

5）氧合功能恶化。

6）CO_2 潴留加重。

7）治疗 1~4h 后如无改善：$PaCO_2$ 无改善或加重，出现严重的呼吸性酸中毒（pH<7.20）或严重的低氧血症（$FiO_2 \geq 0.5$，$PaO_2 \leq 8kPa$ 或氧合指数 <120mmHg）。

对于没有无创正压通气禁忌证的呼吸衰竭患者，可采用"试验治疗 - 观察反应"的策略，治疗观察 1~2h 后，根据治疗后的反应来决定是否继续应用无创正压通气或改为有创通气。如果出现上述指征，应该及时气管插管，以免延误救治时机。

肺炎导致低氧性呼吸衰竭和急性肺损伤的治疗倾向于持续的治疗；急性呼吸衰竭治疗 3~7d；慢性呼吸衰竭治疗 >4h/d，2 个月后进行疗效评价，如果有效可长期应用。

四、常见并发症及处理

1. 口咽干燥　多见于使用鼻罩同时有经口漏气时，寒冷季节尤为明显；避免漏气和间歇喝水通常能够缓解症状，严重者可使用加温湿化器。

2. 罩压迫和鼻梁皮肤损伤　在无创正压通气之初即在鼻梁贴保护膜及额垫；选用合适形状和大小的鼻面罩、摆好位置和调整合适的固定张力、间歇松开罩让患者休息或轮换使用不同类型的罩,均有利于减少压迫感和避免皮损。

3. 胃胀气　主要是由于反复的吞气或上气道内压力超过食管贲门括约肌的张力,使气体直接进入胃。昏迷和一般状态差的患者贲门括约肌的张力降低,容易有胃胀气。防治方法是在保证疗效的前提下避免吸气压力过高($<25cmH_2O$)。有明显胃胀气者,可留置胃管持续开放或负压引流。

4. 误吸　口咽部分泌物、反流的胃内容物或呕吐物的误吸可以造成吸入性肺炎和窒息,在无创正压通气治疗时,应避免饱餐后使用,适当的头高位或半卧位和应用促进胃动力的药物,有利于减少误吸的危险性。

5. 排痰障碍　由于没有人工气道,排痰主要依靠患者咳嗽。咳嗽排痰能力较差的患者,由于痰液阻塞而影响无创正压通气的疗效,也不利于感染的控制。建议在无创正压通气治疗期间鼓励患者间歇主动咳嗽排痰,必要时经鼻导管吸痰(清除口咽部分泌物和刺激咳嗽)或用纤维支气管镜吸痰后再进行NPPV 治疗。

6. 漏气　漏气可以导致触发困难、人机不同步和气流过大等,使患者感觉不舒服且影响治疗效果。存在明显的漏气时,重新调整面罩的位置并固定头带;若使用鼻罩可用下颌托,以减少经口漏气;用防护罩或胶带密封漏气处;管路非允许漏气量应控制在 30L/min 以内,以获得较好的人 - 机协调状态。

7. 人机不同步性　采用同步触发性能较好的呼吸机(如流量触发、容量触发、流量自动追踪等)、合理使用 PEEP、经常检查有无漏气和应用同步性能较好的模式(如 PSV 等)有利于改善人机同步性。对于呼吸明显增快的患者(呼吸频率 >30 次 /min),有时较难达到理想的人机同步,可以先用手控或用简易人工呼吸气囊辅助呼吸,使患者的呼吸频率和呼吸费力情况改善后,再连接呼吸机,有利于达到理想的同步性。

8. 恐惧(幽闭症)　部分患者对戴罩有恐惧心理,导致紧张或不接受无创正压通气治疗。合适的教育和解释通常能减轻或消除恐惧;观察其他患者成功地应用,有利于增强患者的信心和接受性。

9. 睡眠性上气道阻塞　由于睡眠时上气道肌肉松弛,有可能出现类似阻塞型睡眠呼吸暂停低通气的表现,使送气时间明显缩短、潮气量下降,影响疗效,甚至部分患者入睡后因上气道阻塞而憋醒。可在睡眠时采用侧卧位或增加 PEEP 水平,清醒后再下调至基础水平。

五、临床情景实例与临床思维分析

临床情景实例 1

(1) 患者,男性,60 岁,因"咳嗽 30 年,活动后气促 10 年,再发加重 5

天"入院。入院后行血气分析示:pH 7.30,PO_2 50mmHg,PCO_2 70mmHg,HCO_3^- 38mmol/L,请予以相应处理。

（2）该患者上呼吸机治疗 4 小时后,患者出现烦躁不安。复查血气分析示:pH 7.55,PO_2 100mmHg,PCO_2 23mmHg,HCO_3^- 22mmol/L,请分析原因,继续处理。

临床思维分析:① COPD 患者出现Ⅱ型呼吸衰竭、呼吸性酸中毒是无创通气最常用的适应证;②使用无创正压通气后需要监测患者潮气量及分钟通气量等;③治疗一段时间需要进行疗效评估,患者出现神志改变,复查血气分析提示呼吸性碱中毒,考虑与患者过度通气有关,需要通过降低呼吸压力减少潮气量,必要时暂时停用无创正压通气。

临床情景实例 2

（1）患者,女性,68 岁,因"咳嗽咳痰气促 10 余年,再发伴发热 10 天"入院。患者痰黏稠,量每天约 100ml,胸部 CT 提示肺气肿并双肺感染、多发肺大疱。血气分析:pH 7.28,PO_2 50mmHg,PCO_2 75mmHg,HCO_3^- 40mmol/L,请予以相应处理。

（2）有创通气 3 天后发热好转,痰量减少,感染指标好转,请改用无创呼吸机辅助呼吸。

（3）继续使用无创通气过程中,患者出现右侧胸痛、气促加重,请继续处理。

临床思维分析:①COPD 患者出现肺部感染,患者出现大量咳痰是无创正压通气的禁忌证;患者存在Ⅱ型呼吸衰竭、呼吸性酸中毒,此时应气管插管行有创正压通气治疗;②COPD 合并肺炎,患者经有效抗感染治疗后症状好转,需要在肺部感染控制窗内及时考虑有创 - 无创序贯治疗,已减少患者呼吸机相关性肺炎的发生;③合并有肺大疱患者使用无创正压通气过程中患者突发气促加重,伴有胸痛需要考虑气胸可能,需要注意患者气管是否居中,肺部是否存在气胸体征,必要时行床旁胸部 X 线检查;患者一旦发生气胸,应停用无创正压通气,及时行胸腔闭式引流术;在持续胸腔闭式引流术后,可根据病情决定是否继续无创正压通气治疗。

临床情景实例 3 患者,男性,70 岁,因"咳嗽咳痰 10 年,活动后气促 5 年"就诊。诊断为 COPD,慢性呼吸衰竭,血气分析:pH 7.26,PO_2 45mmHg,PCO_2 80mmHg,HCO_3^- 40mmol/L。使用无创正压通气治疗后诉腹胀,下一步如何处理。

临床思维分析:患者无创正压通气后腹胀需要注意呼吸机吸气压力是否设置过高,可适当下调吸气压;若压力不能下调,可考虑使用无创正压通气治疗的同时使用留置胃管行胃肠减压;若仍无效,患者存在气促或呼吸衰竭不能纠正,考虑改用有创正压通气治疗。

临床情景实例 4

（1）患者，男性，69 岁，因"咳嗽咳痰 20 年，气促 10 余年，再发加重伴嗜睡 1 天"入院。体检：嗜睡，病理征阴性。血气分析提示：pH 7.21，PO_2 50mmHg，PCO_2 95mmHg，HCO_3^- 45mmol/L。家属拒绝行气管插管有创通气，下一步如何处理。

（2）2 小时后患者处于昏睡状态，血气分析：pH 7.21，PO_2 55mmHg，PCO_2 92mmHg，HCO_3^- 42mmol/L。下一步该如何处理。

临床思维分析：①COPD 患者出现严重呼吸衰竭，患者及家属不愿意有创正压通气治疗时，在跟患者及家属充分沟通后采用"试验治疗 - 观察反应"的策略，试用无创正压通气，但需要严密观察患者病情变化；②患者试用无创正压通气治疗后，患者症状加重，呼吸衰竭进一步加重，考虑无创正压通气治疗失败，需要再次跟患者沟通，对患者改用有创正压通气。

临床情景实例 5　患者，男性，30 岁，大量胸腔积液行胸腔镜术后返回病房，出现胸闷气促、咳大量粉红色泡沫痰。体检：血压 130/90mmHg，端坐呼吸，双肺中下肺野可及细湿啰音，呼吸急促，呼吸频率 35 次 /min，心率 105 次 /min，律齐，双下肢不肿。利尿扩张血管及地塞米松处理后效果不佳，请进行下一步处理。

临床思维分析：肺水肿在利尿扩血管治疗无效时，可使用无创正压通气；复张性肺水肿及心源性肺水肿均可使用 CPAP 模式行无创正压通气治疗。

临床情景实例 6　患者，男性，45 岁，因"睡眠时打鼾呼吸暂停 5 年"就诊。行多导联睡眠监测等诊断为重度阻塞型睡眠呼吸暂停低通气综合征，请予以处理。

临床思维分析：重度阻塞型睡眠呼吸暂停低通气综合征首选无创正压通气治疗，使用 CPAP 模式治疗。

（张秀峰）

第 三 十 章　雾化吸入治疗
Pulverization Inhalation

一、适应证

1. 解除支气管痉挛:用于支气管哮喘、喘息性支气管炎等。
2. 湿化气道、预防和控制感染。
3. 减轻呼吸道炎症反应。
4. 胸部手术前后常规治疗。
5. 稀释和松解黏稠分泌物。
6. 无痰患者留取痰液标本。

二、禁忌证

急性肺水肿。

三、标准操作流程

见表 30-1。

表 30-1　雾化吸入术标准操作流程

准备	医师准备:穿工作服,戴帽子、口罩,洗手
	核对:床号、姓名、药名、剂量、时间、用法、浓度、药物的有效期
	评估:患者意识状态,配合程度;询问患者相关药物过敏史
	对清醒患者解释操作的目的、方法、注意事项,教会患者配合雾化吸入治疗
	手电筒检查口、鼻腔情况,清洁双侧鼻腔
	评估环境:清洁、安静、光线充足、温湿度适宜
	用物准备:按医嘱备药[1]、压缩雾化吸入器、一次性使用雾化吸入装置、无菌生理盐水、5ml 注射器、治疗巾、无菌棉签、弯盘、纱布、雾化吸入治疗卡
操作过程	双人核对治疗卡及药液
	按医嘱正确配制雾化吸入药液,严格无菌操作
	将药液注入雾化吸入器药杯内

续表

操作过程	携用物至患者处,核对床号、姓名、腕带等
	协助患者取舒适卧位,以半坐卧位或坐位为宜
	颌下铺治疗巾
	正确连接空气压缩机、喷雾器、口含器(婴幼儿使用大小适宜的面罩),打开电源开关,观察药液成雾状喷出 [2]
	指导患者手持喷雾器,将口含嘴放入口中(婴幼儿使用面罩罩住口鼻),紧闭嘴唇深吸气,然后屏气 1~2s,再用鼻呼气,如此反复,直至药液洗完为止
	取出口含嘴,关闭电源
	协助患者清洁口腔如漱口、湿毛巾清洁面部、取舒适卧位
	根据病情协助其叩背、有效咳嗽等,增加疗效 [3]
	整理用物;将口含嘴、喷雾器浸泡于消毒液内 1h,再洗净晾干备用
	洗手,脱口罩,记录及观察治疗效果

疑点导航:

1. 吸入治疗用药物

(1) 吸入性糖皮质激素(ICS):是目前控制哮喘最有效的药物。常用药物有布地奈德、丙酸氟替卡松、丙酸倍氯米松等。

(2) β2 受体激动剂:舒张支气管。短效制剂有沙丁胺醇、特布他林;长效制剂有沙美特罗、福莫特罗等。

(3) 抗胆碱能药物:舒张支气管。短效制剂有异丙托溴铵,可与 β2 受体激动剂联合应用,主要用于哮喘急性发作;长效制剂有噻托溴铵。

(4) 黏液溶解剂:乙酰半胱氨酸、氨溴索。

(5) 局麻:利多卡因等。

2. 此方法为压缩空气雾化器使用方法,其他雾化器使用法见表 30-2。常用雾化吸入器除压缩空气雾化吸入器外,还有超声雾化吸入器、氧气雾化吸入器(表 30-2)。

3. 协助患者取侧卧位或坐位。手指弯曲并拢,使掌侧呈杯状,以手腕的力量,在患者背部肺底自下而上、由外向内(避开脊柱),迅速而有节律地叩击胸壁,震荡气道。每一侧叩击 1~3min,每分钟 120~180 次,叩击时发出一种空而深的拍击声音则表明手法正确。

表30-2　3种雾化吸入器使用对比

项目	压缩空气雾化吸入器	超声雾化吸入器	氧气雾化吸入器
原理	压缩空气将药液变为细微气雾	超声波声能产生高频振荡汤将药液变成细微雾滴	借助氧气高速气流,使药液形成雾状
构造	空气压缩机,喷雾器,口含器或面罩	超声波发生器,水槽及晶体换能器,雾化罐与透声膜,螺纹管和口含嘴或面罩	贮药瓶,吸嘴,T型接头,输气管,喷嘴
使用方法	见表30-1	1. 水槽内加冷蒸馏水250ml,浸没透声膜。 2. 药液稀释至30~50ml。 3. 正确连接各部件,打开电源预热3~5min。 4. 设定雾化时间(一般15~20min),调节雾量(最大量≥3ml/min,最小量≤1ml/min,一般调节至中等量)。 5. 口含嘴放入患者口中,其他同压缩空气法。	1. 连接氧气装置和雾化器。 2. 调节氧流量6~8L/min(儿童3~5L/min)。 3. 指导患者手持雾化器,将吸嘴放入口中,使用方法同压缩空气雾化吸入法。
注意事项	1. 注入药杯内的药液不能超过规定刻度。 2. 压缩机放置在平整稳定物体上,勿放于地毯或毛织物等软物上。	1. 水槽内切忌加热水或温水。 2. 使用过程中,要维持水槽内有足够冷水,水温不超过50℃。 3. 连续使用时,中间需间隔30min。 4. 口含嘴、面罩,雾化罐、螺纹管浸泡消毒液内1h。	1. 不使用氧气湿化瓶。 2. 如患者疲劳,可关闭氧气,休息片刻再吸入。 3. 用氧过程中注意"四防"安全。 4. 用过的吸嘴,雾化器浸泡于消毒液内1h。
特点比较	1. 雾量大小不可调节。 2. 气溶胶直径:一般2~4μm。 3. 每次雾化量2~6ml。 4. 气雾量小,耗液0.5ml/min。 5. 持续雾化,气雾温度下降。 6. 对药物影响:几乎无。 7. 临床应用最广泛。 8. 气管插管、机械通气患者常用,儿童依从性高。 9. 溶液量少,时间短,儿童依从性高。	1. 雾量大小可调节。 2. 气溶胶直径:3.7~10.5μm。 3. 不同雾化器和治疗要求决定,一般20~50ml。 4. 气雾量大,耗液1~2ml/min。 5. 持续雾化,气雾温度不变或略升高。 6. 雾粒肺沉降:2%~12%。 7. 对药物影响:超声雾化可使药液加温,因此对某些药物如含蛋白质或激素溶液的雾化效果不利;对混悬液(如糖皮质激素溶液)可能不如喷射雾化。 8. 适用于连续应用或湿化吸入气体。	1. 雾量大小可调节。 2. 气溶胶直径:一般2~4μm,与气源流量有关。 3. 每次雾化量2~6ml。 4. 气雾量小,耗液0.5ml/min。 5. 持续雾化,气雾温度下降。 6. 对药物影响:几乎无。 7. 可同时吸氧,改善缺氧症状。

四、并发症及处理

1. 过敏反应

(1) 术前询问患者有无药物过敏史。

(2) 术中出现,立即停止雾化吸入,应用抗过敏药物。

2. 感染

(1) 面罩或口含嘴专人专用,每次雾化治疗结束后,将雾化罐、面罩及管道用清水洗净,并用 500PPM 的含氯消毒剂浸泡消毒 1 小时后晾干备用。

(2) 给予富含大量维生素或富有营养的食物。

(3) 肺部感染者选择适当的抗菌药物治疗。

(4) 口腔真菌感染者需注意口腔卫生,加强局部治疗:①2%~4% 碳酸氢钠溶液漱口,抑制真菌生长;②2.5% 制霉菌素甘油涂于患处,每日 3~4 次,有抑制真菌的作用。此外,亦可用 1% 过氧化氢或复方硼砂液、10% 碘化钾溶液含漱,一般无须全身使用抗真菌药。

3. 呼吸困难

(1) 发生原因

1) 长期积聚支气管内的黏稠分泌物因雾化吸入吸水后膨胀,使原部分堵塞的支气管完全堵塞。

2) 雾化吸入水分过多,引起急性肺水肿的发生。

3) 高密度均匀气雾颗粒可分布到末梢气道,若长时间吸入(超过 20min)可引起气道湿化过度或支气管痉挛而导致呼吸困难。

4) 药物过敏或药物刺激导致支气管痉挛。

5) 雾化吸入时间较长使机体慢性缺氧,呼吸肌疲劳,患者做深慢吸气快速呼气,增加呼吸肌的负担。

(2) 临床表现:雾化吸入过程中出现胸闷、呼吸困难、不能平卧,口唇、颜面发绀,表情痛苦,甚至烦躁,出汗等。

(3) 预防及处理

1) 选择合适的体位:患者取半卧位。帮助患者叩背,鼓励其咳嗽,必要时吸痰,促进痰液排出,保持呼吸道通畅。

2) 持续吸氧。

4. 缺氧及二氧化碳潴留

(1) 使用以氧气为气源的氧气雾化吸入,氧流量 6~8L/min,氧气雾化器的外面用热毛巾包裹,以提高雾滴的温度,避免因吸入低温气体引起呼吸道痉挛。

(2) 对于缺氧严重者(如慢性阻塞性肺气肿患者)必须使用超声雾化吸入

时,雾化的同时给予吸氧。

（3）由于婴幼儿的喉及器官组织尚未发育成熟,呼吸道的缓冲作用相对较小,对其进行雾化时雾量应较小,为成年人的 1/3~1/2,且以面罩吸入为佳。

5. 呼吸暂停

（1）使用抗生素及生物制剂做雾化吸入时,应注意因过敏引起支气管痉挛。

（2）正确掌握超声雾化吸入的操作规程,首次雾化及年老体弱患者先用低档,待适应后,再逐渐增加雾量。雾化前及其需预热 3 分钟,避免低温气体刺激气道。

（3）出现呼吸暂停及时就地抢救。

（4）吸入黏液溶解剂后,及时吸痰,避免阻塞气道,引起窒息、呼吸暂停。

五、临床情景实例与临床思维分析

临床情景实例 1

（1）患者,男性,3 岁,因"咳嗽喘息 2 年"就诊。诊断为哮喘,使用孟鲁司特治疗后哮喘仍反复发作。不能很好使用布地奈德气雾剂治疗。请为患者制订长期吸入治疗方案。

（2）患者雾化治疗后口腔内出现白斑,无发热,请继续处理。

临床思维分析:①患儿诊断哮喘需要吸入糖皮质激素治疗;患儿不能很好地使用气雾剂吸入,而因患儿年龄仅有 3 岁,气流量达不到准纳器及都保对吸气流速的最低要求,故患儿需要使用雾化吸入糖皮质激素,必要时联合 β2 受体激动剂;②超声雾化可能会导致吸入用糖皮质激素布地奈德分解,故不使用超声雾化治疗;③患儿口腔内出现白斑,考虑雾化治疗后口腔内白斑形成,需要加强口腔护理,患儿雾化需要漱口,必要时使用碳酸氢钠漱口,严重者局部使用制菌霉素。

临床情景实例 2

（1）患者,男性,10 岁,因"咳嗽咳痰 1 周"入院。痰液黏稠,量中等,不易咳出。诊断为肺炎。查:双肺可及湿啰音。请行雾化治疗协助患者排痰。

（2）雾化时,患者发生气促,全身瘙痒,请予以处理。

临床思维分析:①患者痰液黏稠,可予以气道湿化及使用黏液溶解剂如氨溴索雾化治疗,但是不推荐静脉注射液雾化治疗,注射液中可能含有防腐剂可能诱发哮喘发作;②雾化过程中患者出现过敏反应,应立即停止雾化吸入,使用支气管扩张剂吸入治疗,并使用抗过敏治疗。

临床情景实例 3

（1）患者,男性,18 岁,因"咳嗽 2 个月"就诊。干咳为主,无气促;行肺功能检查提示肺功能正常,激发试验阴性,考虑嗜酸性支气管炎诊断可能。请进一步明确患者诊断。

(2) 雾化后患者出现咳嗽,气促,查:双肺可及哮鸣音。请予以处理。

临床思维分析:①嗜酸性支气管炎患者诊断需要留取痰液或肺泡灌洗液行细胞分类检查,患者无痰,可使用高渗盐水雾化诱导痰液产生,然后留取痰液送检;②高渗盐水雾化吸入可导致支气管痉挛发生,故使用高渗盐水雾化吸入时,需要从低浓度到高浓度去选择;③出现支气管痉挛后,应立即停止雾化吸入高渗盐水,使用支气管扩张剂治疗。

临床情景实例 4　患者,女性,24 岁,因"咳嗽发热 2 周"就诊。既往有系统性红斑狼疮病史。使用多种抗生素治疗效果不佳,诊断考虑真菌性肺炎。组织培养示曲霉菌,对两性霉素 B 敏感,其他抗真菌药物耐药。使用两性霉素 B 静脉注射,患者不能耐受。请予以处理。

临床思维分析:真菌性肺炎患者全身使用两性霉素 B 不能耐受时,可使用两性霉素 B 雾化吸入治疗。

临床情景实例 5　患者,男性,65 岁,因"咳嗽咳痰 30 年,气促 5 年于胸外科"就诊。诊断为慢性阻塞性肺疾病。予以行肺减容术。术后返回病房,请予以雾化治疗。

临床思维分析:患者胸外科术后需要常规雾化治疗。胸外科患者术后需要使用黏液溶解剂,促进痰液排出;同时考虑到患者系慢性阻塞性肺疾病患者,需要使用支气管扩张剂吸入治疗,防止支气管痉挛,可使用抗胆碱能药与 β2 受体激动剂联合应用。

临床情景实例 6　患者,男性,30 岁,因"发现肺内占位 1 个月"入院,拟行支气管镜检查,请完成术前气道麻醉准备。

临床思维分析:支气管镜检查前可使用利多卡因雾化吸入治疗。

(杨言慧)

第三十一章　多导联睡眠监测
Polysomnogram Holter

一、适应证

1. 适用于睡眠呼吸疾患（SBD）的常规诊断，包括阻塞型睡眠呼吸暂停低通气综合征（OSAHS）、中枢型睡眠呼吸暂停综合征（CSAS）、陈 - 施呼吸综合征（CSS）和肺泡低通气综合征（AHVS）等。

2. 适用于睡眠相关呼吸疾患的压力滴定研究。

3. 适用于鼾症或阻塞型睡眠呼吸暂停患者的术前评估。

4. 评价 OSAHS 患者治疗效果，如口腔矫治器、中重度 OSAHS 患者接受手术治疗后的常规随访。

5. 对于存在睡眠相关症状的神经肌肉病患者，不能明确诊断，应常规行多导睡眠监测以评估睡眠障碍相关症状。

6. 接受呼吸机治疗的患者，出现体重变化、临床治疗效果不佳或症状重新出现，应用多导睡眠图（PSG）重新评估治疗情况。

7. 对于收缩性或舒张性心力衰竭、冠心病、脑卒中患者，应评估其睡眠呼吸暂停的症状和体征。如果怀疑存在睡眠呼吸暂停，应行多导睡眠监测。

8. 当疑诊的发作性睡病、异态睡眠、睡眠相关癫痫障碍患者对常规治疗无反应时，可行多导睡眠监测。

9. 用于睡眠时不宁腿综合征和周期性肢体运动障碍的诊断，但非诊断不宁腿综合征（RLS）所必须。

10. 失眠患者，常规行为或药物治疗效果不佳，并高度怀疑有睡眠呼吸呼吸紊乱，可考虑睡眠监测。

二、非适应证

1. 对于无症状人群，不宜使用睡眠监测进行一般性筛查。

2. 老年 OSAHS 患者更易合并其他疾病，应谨慎使用。

3. 肥胖低通气综合征、任何原因的清醒时血氧饱和度降低、长期或大量服用毒麻药和长期氧疗患者的 OSAHS 诊断。

4. 只出现单独某一症状,如不伴打鼾及呼吸暂停的白天嗜睡,或不伴白天嗜睡和呼吸暂停的打鼾者的诊断。

5. 怀疑合并中枢型睡眠呼吸暂停、周期性肢体运动障碍、失眠、异态睡眠、昼夜节律障碍或发作性睡病等睡眠疾病的 OSAHS 患者,不能将睡眠监测作为诊断评价工具。

6. 患有中重度肺部疾病、神经肌肉疾病或充血性心力衰竭等其他严重疾病者,不应使用呼吸检测诊断 OSAHS。

三、标准操作规程

见表 31-1。

四、常见并发症及处理

1. 与睡眠监测相关的并发症

(1)局部皮肤过敏:电极及固定的胶带与皮肤长时间接触,可能会导致局部皮肤过敏,出现皮疹或者水疱,一般无须处理,解除电极及胶带与皮肤接触后皮疹等可自行消失。

(2)紧张情绪、胸带及腹带的压迫、不适感:一些患者可于检查过程中出现紧张情绪,可通过医生在检查之前及检查过程中详细的解说避免,对于患者出现的胸带及腹带的压迫、不适感,技师可通过调整胸带及腹带的松紧度,避免上述副作用发生。

2. 与压力滴定相关的并发症

(1)与面罩有关的并发症:长时间使用面罩,尤其当面罩较小或佩戴过紧时可能导致鼻根部皮肤破损;患者也可能对制造面罩的材料过敏而导致接触部位皮肤损伤。气体的持续刺激可能导致眼结膜炎。选择大小合适的面罩和头带、松紧适中的佩戴和定期清洗面罩和头带可有效预防上述并发症。出现接触部位皮肤损伤时,可考虑采取更换面罩、使用接触面保护膜等方法。对于气体刺激导致的结膜炎,除调整面罩外,还可以让患者佩戴眼罩来预防。

(2)鼻部并发症:使用 CPAP 时,鼻黏膜干燥、充血、流清鼻涕为常见的主诉,可能主要与长时间一定压力的冷空气持续刺激有关,可试用生理盐水喷鼻。加热湿化器对缓解鼻部症状有较好效果,有过敏性鼻炎的患者可使用皮质激素喷鼻剂。

(3)其他并发症还包括入睡困难、胸部不适、感觉呼气费力以及气体进入消化道等。相应对策包括使用压力渐增技术、改变睡眠体位或者并用齿具。

五、临床情景实例与临床思维分析

临床情景实例 1

(1)患者,男性,70 岁。打鼾、睡眠呼吸暂停 2 年。患者 2 年前无明显诱因

表31-1　整夜多导睡眠仪检查标准操作流程

日期	指导、教育、说明	检查、治疗	医疗文书	评价、特殊事项	门诊医师签名
预约检查时	常规问诊及检查 1. 问诊、体检 2. 解释检查内容 3. 齿具（有/无） 4. 常用药物 入院介绍 1. 确定预约时间 2. 确定入院诊疗计划 3. 确认患者联系地址 4. 确认单人间,多人间（费用） 5. 确认患者病号服大小 6. 将入院介绍手册交给患者 7. 解释入院手续 8. 介绍检查室位置	入院前检查内容 1. 胸部X线/胸部CT 2. 头部CT 3. 一般血液检查 4. 75g口服葡萄糖耐量试验(OGTT) 5. 心电图 6. 肺功能 7. 动态心电图/负荷心电图 8. 传染病血液检查 此表交至睡眠检查室	1. 填写入院预约单 2. 填写入院诊疗计划 3. 确认有无外诊 4. 填写动态心电图申请单 5. 预约负荷心电图	1. 多导睡眠图(PSG)检查内容 2. 初诊检查 3. 齿具 4. 持续气道内正压通气(CPAP) 5. 自动压力滴定 6. 手动压力滴定 7. 固定压(cmH$_2$O) 8. 食管内压测定 9. 多次睡眠潜伏期试验(MSLT) 10. 其他（）	门诊护士签名
入院第一天（）	问诊、体检 说明检查内容 将入院诊疗计划副本交给本患者	动脉血气分析 将检查医嘱输入电脑（当天内容） 胸部X线/胸部CT 头部CT 将检查医嘱输入电脑（次日内容） 一般血液检查 75g OGTT 心电图 肺功能 动态心电图	该表送交至病房 填写入院医嘱 其他科室会诊单 耳鼻咽喉头颈外科 口腔科 其他（） 填写出院医嘱		入院主治医师

续表

日期	指导、教育、说明	检查、治疗	医疗文书	评价、特殊事项	门诊医师签名
	基础生命指征测定 入院介绍 确认饮食类型 抽血,75gOGTT 检查说明 其他科室会诊 洗漱、剃须(一定在 PSG 开始前)		该表交送至睡眠检查室		病房护士
入院第一天( )	将病号服交给患者 介绍医院内和睡眠检查室环境				
	填写并确认问诊表: 确认患者对检查内容的理解程度(追加说明)	动态心电图 胸部 X 线 / 胸部 CT 头部 CT 心电图 肺功能 其他检查( )	启动 PSG 检查软件 输入患者资料		检查技师
	确认 PSG 检查前患者的状态	PSG 检查开始	记录检查开始时的状态		值班技师
入院第二天( )	确认起床时患者的状态		记录夜间患者起床的状态		

182

续表

日期	指导、教育、说明	检查、治疗	医疗文书	评价、特殊事项	门诊医师签名
	解释 PSG 结果 介绍第二天检查内容	确认 PSG 检查结果、决定第二天检查内容 重复检查 齿具 CPAP 压力滴定 自动 手动 固定压( )cmH₂O 背枕 食管内压( ) 其他( )			病房主治医师
入院第二天(/)	需行 CPAP 治疗时 说明 CPAP 的疗效 确认机种( )选择面罩		将 PSG 结果输入人数据库 打印 PSG 报告	PSG 手工绘图 呼吸暂停低通气指数 AHI( )次/h Arousal( )次/h	检查技师
	确认 PSG 检查前患者的状态	PSG 检查开始(CPAP 压力滴定)	记录检查开始时的状态		
出院	确认起床时患者的状态		记录夜间患者起床的状态		值班技师

出现夜间打鼾,鼾声规则、高低不等,伴睡眠中憋醒,反复出现呼吸暂停,暂停持续时间数十秒至近半分钟不等。入院时体格检查:体重指数 31.02kg/m²,颈粗,鼻甲肥大,舌体肥大,咽腔狭小,腭垂肥大,口唇、指端皮肤发绀。请尽快明确患者诊断。

(2) 行多导联睡眠监测结果如图 31-1,请向患者告知如何处理。

临床思维分析:①结合患者病史考虑患者可能存在阻塞型睡眠呼吸暂停低通气综合征,需要行 PSG 检查;② PSG 检查将 OSAHS 患者分为 3 度:轻度

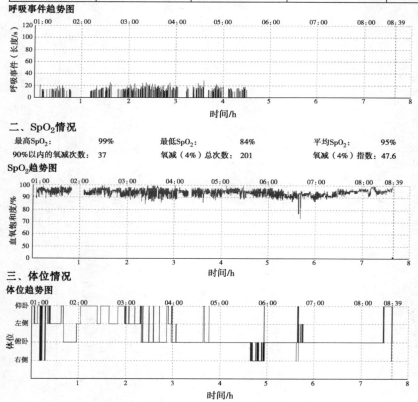

睡眠监测报告单

姓　名:	王**	身　高:	175.0cm	病历号:	201511070001
性　别:	男	体　重:	95.0kg	记录日期:	20-11-7
年　龄:	70 [19-5-3]	BMI:	31.0	技术员:	
开始时间:	01:00:47	结束时间:	08:44:47	总分析时间:	253.5min

一、呼吸情况

总呼吸暂停时间:	42.0min	占总分析时间:	16.6%	平均暂停时间:	15.6s/次
最长呼吸暂停时间:	28.4s	该事件发生于:	04:38:38	暂停指数(AI):	38.1
总低通气时间:	12.4min	占总分析时间:	4.9%	低通气指数(HI):	13.0
		鼾声指数:	346.5	紊乱指数(AHI):	51.1

低通气(H)总次数	阻塞型(OSA)总次数	中枢型(CSA)总次数	混合型(MSA)总次数	总计
55	161	0	0	216

呼吸事件趋势图

二、SpO₂情况

最高SpO₂:	99%	最低SpO₂:	84%	平均SpO₂:	95%
90%以内的氧减次数:	37	氧减(4%)总次数:	201	氧减(4%)指数:	47.6

SpO₂趋势图

三、体位情况

体位趋势图

鼾声趋势图

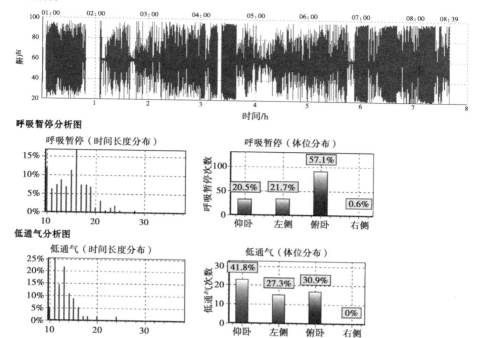

呼吸暂停分析图

低通气分析图

四、脉搏情况

最快：122次/min 最慢：56次/min 平均：104.3次/min

发生最长呼吸事件时平均脉率：110.0次/min

脉搏趋势图

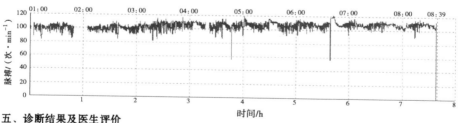

五、诊断结果及医生评价

紊乱指数：51.1 鼾声指数：346.5 最低氧饱和度：84%

阻塞型：161 中枢型：0 混合型：0 低通气：55

图 31-1 患者多导联睡眠监测结果

（AHI 5~15 次 /h，夜间最低 SaO₂ 85%~90%）；中度（AHI 16~30 次 /h，夜间最低 SaO₂ 80%~84%）；重度（AHI >30 次 /h，夜间最低 SaO₂<80%）；③该患者符合重度阻塞型睡眠呼吸暂停低通气综合征合并中度低氧血症；④建议患者经鼻持续气道内正压通气，减轻气道阻力，增加功能残气量，防止气道塌陷；并积极控

制体重;患者有手术治疗指征,可考虑手术治疗。

临床情景实例2

(1)患者,女性,50岁。打鼾10年。患者10年前无明显诱因出现夜间打鼾,鼾声规则,日间疲劳、嗜睡。入院时查体:体重指数30.12kg/m²,舌体肥大,腭垂尚可,余查体阴性。请尽快明确患者诊断。

(2)行多导联睡眠监测结果如图31-2,请向患者告知如何处理。

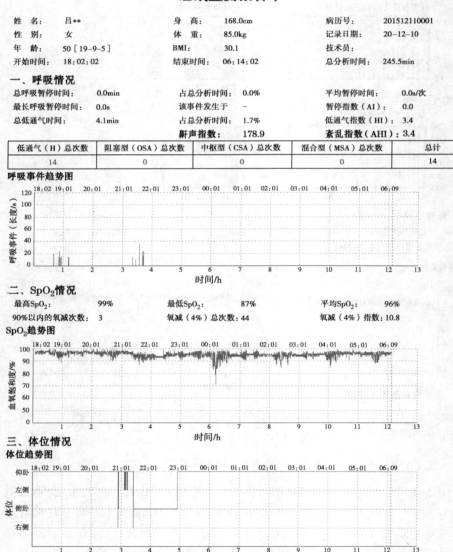

睡眠监测报告单

姓　名:	吕**	身　高:	168.0cm	病历号:	201512110001
性　别:	女	体　重:	85.0kg	记录日期:	20-12-10
年　龄:	50 [19-9-5]	BMI:	30.1	技术员:	
开始时间:	18:02:02	结束时间:	06:14:02	总分析时间:	245.5min

一、呼吸情况

总呼吸暂停时间:	0.0min	占总分析时间:	0.0%	平均暂停时间:	0.0s/次
最长呼吸暂停时间:	0.0s	该事件发生于:	-	暂停指数(AI):	0.0
总低通气时间:	4.1min	占总分析时间:	1.7%	低通气指数(HI):	3.4
		鼾声指数:	178.9	紊乱指数(AHI):	3.4

低通气(H)总次数	阻塞型(OSA)总次数	中枢型(CSA)总次数	混合型(MSA)总次数	总计
14	0	0	0	14

呼吸事件趋势图

二、SpO₂情况

最高SpO₂:	99%	最低SpO₂:	87%	平均SpO₂:	96%
90%以内的氧减次数:	3	氧减(4%)总次数:44		氧减(4%)指数:10.8	

SpO₂趋势图

三、体位情况

体位趋势图

鼾声趋势图

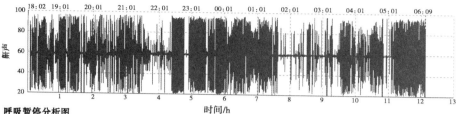

呼吸暂停分析图

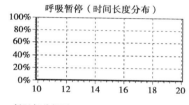

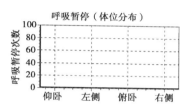

低通气分析图

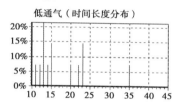

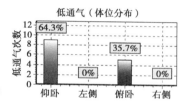

四、脉搏情况

最快：96次/min　　　　最慢：50次/min　　　　平均：62.4次/min
发生最长呼吸事件时平均脉率：60.1次/min

脉搏趋势图

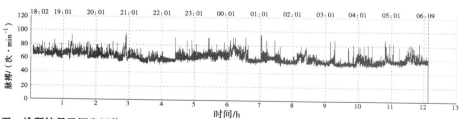

五、诊断结果及医生评价

紊乱指数：3.4　　　　鼾声指数：178.9　　　　最低氧饱和度：87%
阻塞型：0　　　　中枢型：0　　　　混合型：0　　　　低通气：14

图31-2　患者多导联睡眠监测结果

187

临床思维分析：①结合病史，考虑患者可能存在鼾症或睡眠呼吸暂停低通气综合征，需行 PSG 检查；②PSG 检查提示 AHI 3.4 次/h，患者诊断为鼾症；嘱患者减肥、侧卧睡眠，抬高床头。

（董春玲）

第三十二章 气管内插管（经口）
Endotracheal Intubation（per oral）

一、适应证

1. 各种全麻需人工或机械控制通气。

2. 呼吸停止或窒息急救。

3. 呼吸衰竭、呼吸肌麻痹、呼吸抑制需行机械通气。

4. 保护气道　气管导管套囊充气后可将套囊上与套囊下的气道完全分隔，可以防止口腔内的液体或固体物质进入气管，保证了呼吸道的通畅。

5. 防止误吸　饱胃或有肠梗阻的患者全麻时，必须行气管内插管。

6. 频繁进行气管内吸引的患者。

7. 对一些不利于患者生理的手术体位，如俯卧位、侧卧位或过度头低碎石位，应用气管导管便于改善患者通气。

8. 手术部位在头、颈部或上呼吸道难以保持气道通畅。

9. 使用面罩控制通气困难的患者，如无牙的患者。

10. 保证影响呼吸道通畅疾病如下颌后缩、巨舌症、声门上或声门下肿瘤及肿块压迫气道者的呼吸道通畅。

二、禁忌证

1. 喉水肿。

2. 急性喉炎。

3. 喉头黏膜下血肿。

当气管内插管作为抢救患者生命所必须采取的措施时，均无绝对禁忌证。

三、标准操作规程

见表 32-1。

表 32-1 气管内插管标准操作规程

准备	医师准备:穿工作服,戴口罩、帽子,洗手
	查看患者腕带,核对床号、姓名、性别、年龄,评估患者病情及气道情况[1]
	知情同意,委托人签字
	用物准备:气管插管包[2],喉镜盒,简易呼吸器,开口器,口咽通气道,听诊器,液状石蜡,备抢救车,心电监护仪,吸引器。根据患者病情、气道情况的评估选用麻醉药物[3]
	选择合适型号喉镜片[4],检查喉镜光源是否充足,关闭光源备用
	选择合适型号[5]的气管导管,检查气管导管及气囊是否完好
	正确置入导丝,导丝不超过导管尖端,导管塑形满意,呈“C”形近似“J”形
	充分润滑气管导管,包括导管尖端及套囊
	准备好牙垫、胶布、合适的吸痰管
	连接简易呼吸器,检查无漏气
	准备合适的面罩
	抽吸拟用麻醉药物
操作过程	体位:仰卧,枕部垫薄枕,抬颏推额,气道开放满意
	清除活动性义齿[6]、口腔异物或分泌物
	体位保持好,无回位
	接氧源,调节氧流量 8~10L/min
	面罩加压给氧:一手“EC”法将简易呼吸器面罩扣紧患者口鼻,另一手有规律地挤压呼吸囊
	气量适中,成人常选择 500~600ml,可根据病情需要在 6~12ml/kg 范围选择
	频率 10~12 次/min
	观察患者胸廓起伏和面色有无发绀
	给纯氧 1min 后,血氧饱和度达 90% 以上,静脉注射麻醉药物
	继续纯氧面罩通气 1~2min 后,药物起效(患者意识消失,面罩通气阻力下降,下颌松弛)
	右手拇指示指“剪刀式”交叉,推开上下牙齿,张开口腔
	左手握持喉镜柄,将镜片从患者右口角置入,向左推开舌体,然后沿中线缓慢推进,先后显露悬雍垂、会厌,将镜片前端置入会厌谷,向前上方提起会厌,显露声门,整个过程喉镜不能撬门齿
	右手以握笔状持气管导管从口腔右侧进入,将导管尖端对准声门轻柔地送入气管
	导管套囊进入声门后立即拔除管芯

续表

操作过程	继续将导管向前送入,进入深度[7]距门齿(22±2)cm
	放置牙垫(固定翼不可压迫口唇)后撤出喉镜关闭光源
	气囊充气,压力适中(充气囊韧似鼻尖)
	接简易呼吸器人工通气
	听诊双肺确认导管位置正确,或连接呼气末CO_2装置,见典型呼气末CO_2曲线
	轻柔复位头颅
	正确固定导管,胶布长短合适,粘贴牢靠,不可粘住嘴唇
	操作完毕,整理用物

疑点导航:

1. 气道评估主要从以下几个方面进行:

(1) 一般检查:满月脸、肥胖、短颈、小下颌、龅牙,常提示有气管插管困难的可能。

(2) 张口度:正常人张口度为3横指,舌-颌间距在正常人不少于3横指,而甲状软骨在舌骨下2横指,此谓3-3-2法则。正常成人最大张口时,上下门齿间距应为3.5~5.5cm,如果小于2横指(约2.5cm)常妨碍喉镜置入。

(3) 检查甲颏距离(thyromental distance):正常值在6.5cm以上。如果此距离小于6cm,可能发生窥喉困难。

(4) 头颈活动度:检查寰枕关节及颈椎的活动度是否直接影响头颈前屈后伸,对插管所需的口、咽、喉三轴线接近重叠的操作至关重要。正常头颈伸屈范围90°~165°,后伸小于80°可出现插管困难。

(5) 气道分级(Mallampati分级):患者端坐,最大程度张口伸舌发"啊"音,同时观察口咽部。Ⅰ级:可见咽峡弓、软腭和悬雍垂;Ⅱ级:仅见软腭和悬雍垂;Ⅲ级:只能看到软腭;Ⅳ级:只能看到硬腭。Ⅰ~Ⅱ插管较容易,Ⅲ~Ⅳ插管较困难。

2. 如无一次性气管插管包,可按如下准备物品:气管导管(小儿备用气管导管)2根,分别比计算型号(ID号)大一号和小一号、导管芯、口咽通气道、10ml注射器、无菌纱布(2块)、牙垫1个、胶布、无菌手套、吸痰管2根。

3. 适当的麻醉不仅消除患者的痛苦和为插管创造有利条件,而且还能减轻气道损伤和心血管反应。最常用的是静脉全麻诱导快速插管,但对于困难气道或有窒息危险的患者,为了预防急性气道梗阻的发生,应首选表面麻醉清醒插管或辅以全麻诱导,保持自主呼吸下进行插管较为安全。静脉快速诱导是非困难气道患者行气管插管的最佳选择。最普遍而安全实用的方法为插管前面罩间断正压给予纯氧1min后,静脉注射丙泊酚及琥珀胆碱,1~2min肌松药起效(面罩通气阻力下降,下颌松弛)即可完成气管内插管。静脉麻醉药可选用丙泊酚 1~2mg/kg、依托咪酯 0.1~0.4mg/kg、咪达唑仑 0.05~0.2mg/kg 或芬太尼 5~6μg/kg。肌松药也可用短效非去极化肌松药,如罗库溴铵 0.6mg/kg、阿曲库铵 0.4~0.5mg/kg 或维库溴铵 0.07~0.15mg/kg 等代替琥珀胆碱 1mg/kg,均可在 2~3min 内快速完成气管插管。

4. 根据喉镜片形状分直形喉镜(Miller)和弯喉镜(Macintosh),各型号又分大、中、小号。一般直喉镜片必须挑起会厌,操作稍难,多用于婴幼儿。成人一般选用大号或中号喉镜片。

5. 气管导管型号(ID 号)的选择。早产儿:2~2.5;新生儿:2.5~3.0;1~6 月:3.5;6~12 月:4.0;2~14 岁:4^+ 年龄 /4;16 岁以上男性 7.5~8.5,常选 8.0;女性7.0~8.0,常选 7.5。经鼻插导管型号比经口插管一般小 0.5。

6. 有活动性义齿,在插管前应取下,以防止误入食管和气道。还应检查固定义齿和松动牙齿,后者常见于有牙周炎的成人、老年人和小儿乳、恒牙交替时期。特别是上切牙,极易受喉镜片损伤脱落,必要时可先用打样膏固定,操作喉镜时应重点保护。遇到左上切牙缺损,置入喉镜后,右上切牙常妨碍导管置入,可先在插管前用打样膏做成牙托垫于左侧牙龈上,以便在插管时承托喉镜片及保护牙龈。也可用纱布垫代替打样膏。

7. 插管深度　以导管尖端距门齿长度为标准,气管尖端位于隆突上 4cm,即成年女性插管深度距门齿约 21cm,成年男性约 23cm,1 岁以内约 12cm,小儿导管插入深度(cm)=12+ 年龄 /2,经鼻气管插管比经口气管插管深 3cm。

四、常见并发症及处理

1. 牙齿及口腔软组织损伤

(1) 重在预防,有赖于熟练的技巧和温柔的操作。

(2) 牙齿脱落者必须找到脱落的牙齿,如整颗牙齿脱落者保护好牙根并浸泡在生理盐水或牛奶中保存,请口腔科医生会诊处理。如不能找到牙齿,需做颈胸部 X 线寻找牙齿。

(3) 口腔护理。

2. 喉及支气管痉挛

(1) 喉痉挛

1) 暂停插管操作,面罩加压给氧。

2) 轻度喉痉挛在去除局部刺激后会自行缓解,待加深麻醉或予 2% 的利多卡因或 1% 的丁卡因喉表面麻醉后再插管;中度者面罩加压给氧后自行缓解,待加深麻醉或予 2% 的利多卡因或 1% 的丁卡因喉表面麻醉后再插管;重度者(声门紧闭气道完全梗阻)立即行环甲膜穿刺吸氧,或静脉注射琥珀胆碱迅速解除痉挛后加压给氧气管插管。

（2）支气管痉挛

1）手控给氧。

2）沙丁胺醇气雾剂吸入。

3）适当予以镇静药和阿片类药物加深麻醉。

3. 高血压和心律失常等心血管反应

（1）重在预防：插管前可予以 2% 的利多卡因或 1% 的丁卡因在咽喉部表面麻醉，或视患者生命体征予以芬太尼 $5\sim6\mu g/kg$ 静脉注射。

（2）喉镜置入和插管过程中或随后出现的心血管反应：改善通气，并适当予以镇静药和阿片类药物。

4. 气管误入食管

（1）立即用注射器抽出套囊内空气，拔出气管导管。

（2）重新面罩加压给氧，维持血氧饱和度满意后再重新插管。

5. 呕吐误吸

（1）立即将患者置于头低位并将头偏向一侧。

（2）立即用吸引器吸出呕吐物。

（3）插管后听诊双肺，如果有误吸，可进行气管导管内吸引，如有食物残渣梗阻，可在纤维支气管镜下取出固体食物残渣，如有大量胃酸吸入，吸引器吸引后可用采用生理盐水反复冲洗气管，直至流出液 pH 接近生理盐水。

（4）有误吸者适当予以支气管解痉药（沙丁胺醇气雾剂吸入），并预防性使用抗生素。

（5）与患者家属交代病情，处理完后常规监测患者心率、血压和血氧饱和度。

五、临床情景实例与临床思维分析

临床情景实例 1 患者，男性，45 岁，酒后驾车车祸致头部受伤并昏迷 2 小时。查体：昏迷，双侧瞳孔散大，呼吸浅慢，口唇发绀。请紧急处理。

临床思维分析：①患者昏迷，呼吸抑制，需立即进行气管插管操作；②因患者酒后驾车发生车祸，应以饱胃处理。面罩给氧时，将患者置于头低位并将头偏向一侧，准备吸引器吸出呕吐物后立即气管插管；

临床情景实例 2 患者，女性，30 岁，昏迷 4 小时，伴呕吐，呕吐物有大蒜味。查体：针尖样瞳孔，呼吸浅慢，听诊双肺有痰鸣音。血气分析：pH 7.36，$PaCO_2$ 49mmHg，PaO_2 50mmHg。请给该患者行气管插管。

临床思维分析：①患者有机磷农药中毒导致昏迷，呼吸抑制，立即气管插管；②听诊双肺有痰鸣音，先予以氧气吸入，提高患者的血氧分压，再气管内吸痰,每次吸痰时间 <15 秒,每次吸痰间隔时间 3~5 分钟,必要时可在纤维支气管镜下吸引,处理完后常规监测患者心率、血压和血氧饱和度;③患者昏迷伴呕吐,考虑存在反流误吸风险,面罩给氧时,将患者置于头低位并将头偏向一侧,用吸引器吸出呕吐物后立即气管插管;插管后听诊双肺,如有误吸,与患者家属交代病情后进行气管内吸引,如有食物残渣梗阻,可在纤维支气管镜下取出固体食物残渣,如有大量胃酸吸入,吸引器吸引后可用采用生理盐水反复冲洗气管,直至流出液 pH 接近生理盐水并预防性使用抗生素;④处理完后常规监测患者心率、血压和血氧饱和度。

临床情景实例 3　患者,男性,40 岁,咯血 2 天,加重 1 小时。既往有支气管扩张病史。患者刚才咯血 250ml 后出现气促加重,发绀明显。体检:精神紧张,躁动,唇发绀,双肺广布湿啰音。请行气管插管。

临床思维分析:①患者咯血后出现气促加重,发绀明显,为保护气道,保证呼吸道通畅,需立即将患者置于头低位并将头偏向一侧,用吸引器吸出血液、分泌物、后立即气管插管;②因患者精神紧张、躁动,插管前可适当使用镇静剂:咪达唑仑 0.05~0.2mg/kg;③双肺广布湿啰音,进行气管导管内吸引,必要时可在纤维支气管镜下吸引,处理完后常规监测患者心率、血压和血氧饱和度。

临床情景实例 4

(1) 患者,男性,65 岁,腹痛 2 天。入院诊断考虑为上消化道穿孔心率 118 次 /min,血氧饱和度94%,现已行全麻诱导,请行气管内插管。

(2) 插管时,气管导管欲进声门时,声门关闭,送管受到阻力,导管退出时声门重新开放,该如何处理?

(3) 插管后,连接麻醉机行机控呼吸,发现气道峰压达 $30cmH_2O$,听诊双肺满布哮鸣音,原因可能是什么? 如何处理?

临床思维分析:①全麻的患者气管内插管;②插管时,患者出现喉痉挛,暂停插管操作,面罩加压给氧,待加深麻醉或予 2% 的利多卡因或 1% 的丁卡因喉表面麻醉后再插管;③插管后,患者出现支气管痉挛,手控给氧,适当予以镇静药和阿片类药物加深麻醉。

临床情景实例 5　患者,男性,48 岁,拟行胸腺肿块切除手术。术前第一天突然诉呼吸无力,继而面色发绀,呼之无回应,可闻及喉部微弱痰鸣音,请立即予施救。

临床思维分析:①患者呼吸肌无力的,立即气管内插管;②有痰鸣音,先予以氧气吸入,提高患者的血氧分压,再进行气管导管内吸痰。

临床情景实例 6

(1) 患者,男性,71 岁,体重 63kg,因"胰头占位病变"入院。行胰十二指肠切除术后 4 天出现发热,意识模糊,呼吸急促,咳痰无力,双肺湿啰音伴右下肺呼吸音低,胸片示双肺感染并右下肺不张,既往有慢性阻塞性肺疾病（COPD）病史 27 年。今拟予有创机械通气治疗,请选择操作。

（2）插管时,患者血压由 138/70mmHg 升高至 180/90mmHg,心率 62 次 /min 增快至 108 次 /min,该如何处理?

临床思维分析:①呼吸衰竭患者气管内插管机械通气治疗;②插管时患者出现高血压,心率明显增快,予以艾司洛尔小剂量泵入,适当镇静药和阿片类药物加深麻醉。

临床情景实例 7 患者,男性,52 岁。拟全麻下行腰后路减压植骨内固定手术,麻醉诱导后应立即采取哪项必要操作?

临床思维分析:手术体位俯卧位和全麻都是气管插管的适应证。

临床情景实例 8

（1）患儿,男性,2 岁,法洛四联症术后 1 天。机械通气中,因腹胀,血压、血红蛋白持续下降,考虑术后出血,立即行剖胸探查,从重症监护科转入手术室后,监测氧饱和度持续下降,患儿面色发绀,该如何处理?

（2）气管插管后,患者氧饱和度不能维持正常,听诊双肺呼吸音不对称,该如何处理?

临床思维分析:①监测氧饱和度持续下降,患儿面色发绀,立即听诊双肺未闻及呼吸音,考虑转运过程中气管导管脱出,立刻用注射器抽出套囊内空气,拔出气管导管;②重新面罩加压给氧,维持血氧饱和度满意后再重新插管。③气管插管后,患者氧饱和度不能维持正常,听诊双肺呼吸音不对称,考虑气管导管位置欠佳,需调整气管导管深度（小儿经口导管插入深度（cm）=12+ 年龄 /2）,必要时使用纤维支气管镜调节气管导管位置。

（陈　莹）

推 荐 阅 读

[1] 蔡柏蔷,李芸龙.协和呼吸病学.北京:中国协和医科大学出版社,2011.

[2] 陈红.中国医学生临床技能操作指南.2 版.北京:人民卫生出版社,2014.

[3] 陈孝平,汪建平.外科学.8 版.北京:人民卫生出版社,2013.

[4] 邓小明,李文志.危重病医学.3 版.北京:人民卫生出版社,2011.

[5] 段莹,高和.标准多导睡眠检测的技术规范和应用范围.世界睡眠医学杂志.2014.2,1
(1):30-33.

[6] 飞利浦(中国)家庭医疗事业部.多导睡眠监测技术基本理论.[2020-10-15].https://
wenku.baidu.com/view/08a971a828ea81c758f578ae.html.

[7] 葛均波,徐永健.内科学.8 版.北京:人民卫生出版社,2013.

[8] 郭曲练,姚尚龙.临床麻醉学.4 版.北京:人民卫生出版社,2016.

[9] 韩德民,周兵.鼻内镜外科学.2 版.北京:人民卫生出版社,2012.

[10] 韩东一,肖水芳.耳鼻咽喉头颈外科学.北京:人民卫生出版社,2016.

[11] 何权瀛,陈宝元,王莞尔.阻塞型睡眠呼吸暂停低通气综合征诊治指南(基层版).中华
全科医师杂志.2015.7,12(7):509-514.

[12] 黄选兆,汪吉宝,孔维佳.实用耳鼻咽喉头颈外科学.2 版.北京:人民卫生出版社,
2008.

[13] 姜安丽.新编护理学基础.2 版.北京:人民卫生出版社,2013.

[14] 孔维佳,周梁.耳鼻咽喉头颈外科学.3 版.北京:人民卫生出版社,2015.

[15] 孔维佳.耳鼻咽喉头颈外科学.2 版.北京:人民卫生出版社,2010.

[16] 李小赛,尚少梅.基础护理学.5 版.北京:人民卫生出版社,2013.

[17] 桑娜.中耳乳突显微外科学.2 版.北京:北京大学医学出版社,2013.

[18] SNOW JR JB.,WACKYM P. A.Ballenger 耳鼻咽喉头颈外科学.17 版.李大庆,主译.北
京:人民卫生出版社,2012.

[19] 申昆玲,李云珠,李昌崇,等.糖皮质激素雾化吸入疗法在儿科应用的专家共识.临床
儿科杂志,2011,29(1):86-91.

[20] 田勇泉.耳鼻咽喉头颈外科学.8 版.北京:人民卫生出版社,2013.

[21] 童茂荣,裴兰,童茂清.多导睡眠图学技术与理论.北京:人民军医出版社,2004.

[22] 万学红,卢雪峰.诊断学.8 版.北京:人民卫生出版社,2013.

[23] 王卫平.儿科学.8 版.北京:人民卫生出版社,2013.

[24] 王毅,张秀峰.临床技能与临床思维.北京:人民卫生出版社,2015.

［25］王正敏 . 王正敏耳显微外科学 . 上海：上海科技教育出版社，2004.

［26］吴欣娟 . 临床护理技术操作并发症与应急处理 . 北京：人民卫生出版社，2011.

［27］俞森洋 . 继续通气临床实践 . 北京：人民军医出版社，2009.

［28］中华耳鼻咽喉头颈外科杂志编辑委员会，中华医学会耳鼻咽喉头颈外科学分会小儿学组 . 儿童中耳炎诊断和治疗指南（草案）. 中华耳鼻咽喉头颈外科杂志，2008，43（12），884-885.

［29］中华医学会呼吸病学分会《雾化吸入疗法在呼吸系统疾病中的应用专家共识》制定专家组 . 雾化吸入疗法在呼吸系统疾病中的应用专家共识 . 中华医学杂志，2016，96（34）：2696-2708.

［30］朱蕾 . 机械通气 . 3 版 . 上海：上海科学技术出版社，2012.

［31］RABAGO D，ZGIERSKA A. Saline nasal irrigation for upper respiratory conditions. Am Fam Physician，2009，80：1117-1119.

索　引

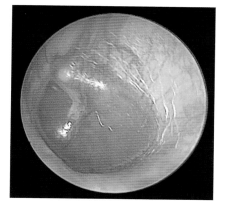

图 1-6　鼓膜图

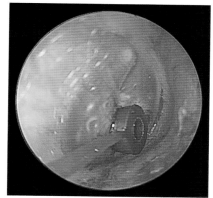

图 7-1　鼓膜置管

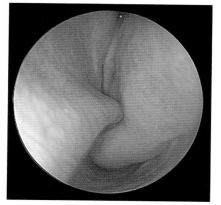

图 9-1　鼻中隔偏曲

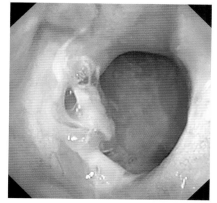

图 11-3　鼻腔冲洗前

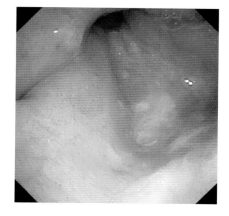

图 11-4　鼻腔冲洗后

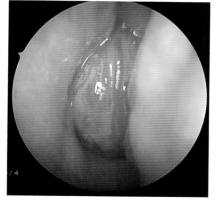

图 16-3　患者鼻内镜检查